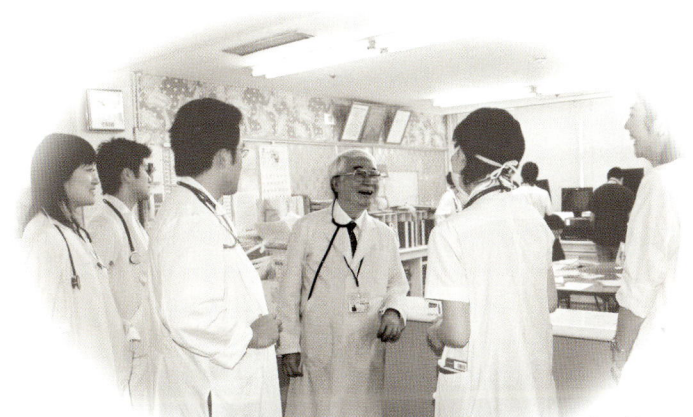

初期臨床研修
指導の実践ガイド

いかに良医を育てるか

群星沖縄臨床研修センター長, 元沖縄県立中部病院長
宮城征四郎 [著]
Seishiro Miyagi

羊土社

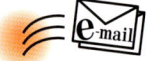「羊土社メディカルON-LINE」へ登録はお済みですか？

羊土社編集部ではメールマガジン「羊土社メディカルON-LINE」にて，毎月1回（15日頃），羊土社臨床系書籍の最新情報をはじめ，求人情報や学会情報など，役立つ情報をお届けしています．登録・配信は無料です．まだ登録がお済みでない方は，今すぐレジデントノートホームページからご登録下さい！

レジデントノートホームページ　http://www.yodosha.co.jp/rnote/

▼羊土社臨床系書籍の内容見本，書評など，情報が充実！　▼わかりやすい分類で，ご希望の書籍がすぐに見つかります！
▼24時間いつでも，簡単にご購入できます！　▼求人情報・学会情報など役立つ情報満載！　　ぜひご活用ください！！

※バイオサイエンス系などその他の羊土社出版物の情報は羊土社ホームページ（http://www.yodosha.co.jp/）にてご覧下さい

序

　平成17年10月27日，恒例の日本医師臨床研修マッチングプログラム結果が発表された．医師臨床研修マッチング協議会による事業としては平成17年が3回目に当たる．そこで際立ったことは大学と学外臨床研修指定病院へのマッチ者数が，遂に逆転（48.3% vs 51.7%）したことである．初期臨床研修必修化が導入される以前には学内，学外の比率が73% vs 27%であったことを思えば，医学生による臨床研修病院選択の方向性が大きく変革してきたことを意味する．

　翻って地域別のマッチ者数や定員に対するマッチ率を比較すると，当然のことながら，東京を中心とする大都会優位の中にあって，沖縄県だけが地方都市としては唯一，大健闘を果たしている．すなわち，県単位比較によれば，同年のマッチ数は沖縄県は145人と全国13位に位置し，マッチ率では92.4%（145人/157人）を誇り，2位の東京の88.4%を大きく引き離して第1位を占めている．沖縄県立病院群（定員40人），群星沖縄プロジェクト（同61人），琉球大学を中心としたRyu-Micプロジェクト（同57人），各々が好成績を挙げた結果である．沖縄県立中部病院38年に及ぶユニークな米国型臨床研修事業のこれまでの実績が，「臨床研修のメッカ沖縄」と言われるまでに成長した沖縄県内の研修事業の今日の実態を反映していることは論をまたない．

　筆者は31年間にわたり在籍した沖縄県立中部病院を辞し，平成15年3月に民間病院主体の臨床研修病院群「群星沖縄」プロジェクトに臨床研修センター長兼リーダーとして招かれた．以来，新規参入の臨床研修事業に携わる楽しい日々を享受している．

　ある東京での臨床研修研究会に呼ばれて，「初期臨床研修における指導医の役割」と題する講演をした際，聴衆の中におられたある医療関係出版社の編集者から，講演終了後に声をかけられた．非常に興味深い話で大切な内容が含まれており，できれば今のような内容で本を出版できないかとのお誘いを受けた．大変にありがたいお話であり，かねて，長年の臨床研修医相手の教育指導経験を生かして，まとまった見解を上梓してみたいという考えを抱いていたところでもあった．早速，お受けして本の企画を相談し，書き下ろし風に原稿を綴って提出したうえで，ご検討をお願いした．制作が急速に進み，遂に陽の目を見たのが本書である．

初期臨床研修必修化を迎え，日本の医療地図は大きく変容している．日本の医学部卒業生の大半が出身大学の医局に入局し，医局講座の中で卒後臨床研修を行うという従来のパターンが，今回の研修必修化により，学外の臨床研修指定病院へと大きくシフトした．新規導入のマッチングを通じて，また，幅広い選択肢の中から研修病院を自由に自ら選択できるシステムが確立し，母校を離れても生活が保障されたうえでの研修がどこでも享受できるようになったことが大きな変革であったと言えよう．

　しかし，その陰では学内，学外の研修医の争奪や，大学の医師引き上げによる中小病院の医師不足問題が大きな社会問題に発展するなど，負の波紋を投げかけた事実も無視できない．全国医学部長病院長会議による必修化廃止あるいは見直し要求が早々に厚生労働省に提出されるなど，早くも物議を醸している．結論を出すには，しかし，それでは余りにも短兵急に過ぎよう．アウトカムは5年〜10年のタイムスパンで見る必要があろう．

　従来，卒後臨床研修を大学側にほぼ全面的に依存してきた学外の病院では，今，新たに臨床研修事業に参入し，多くの研修医を迎えはしたものの，その指導体制作りや指導医の役割に大きな戸惑いを覚えているというのが実情かと思われる．大学人とて，研究指導には堪能であっても，臨床指導となると雲を掴むような思いで必修化されたカリキュラムの指導に，学外の指導医たちに劣らない程の焦りと戸惑いを経験しているであろうことは想像に難くない．

　教育・指導にはどんな分野であれ，まず，情熱が要求される．学内外を問わず，情熱のない指導医には研修医は付いていかない．また，指導医自身が臨床の面白さ，大切さ，奥深さを知らなければ，研修医は楽しく学べない．臨床指導は先ず，臨床の面白さを教えることから始めることが大事なのである．臨床の面白さを知った情熱的な研修医の向こうには，受療者である国民の幸せが見え隠れする．知識や技量の指導はその次である．

　すべてを知っていることが良い指導医とは限らない．知らないことははっきりと知らないと言い，研修医とともに悩み，研修医とともに学び合って，日々成長する医師こそ真の指導医である．常に研修医を鼓舞し，士気を削がないよ

うに気を配る医師こそ良き指導医である．研修医の成長を妨げず，むしろ支援する．自分の知識と技術を惜しみなくすべて，研修医に分け与える人こそ良き指導医である．

　しかし，指導医一人ですべてのことを教えることは不可能であり，したがって，指導体制すなわち良き指導システムの構築が重要である．皆でシステム構築に協力し，研修医本位に指導体制を確立することである．

　本書には，そのような指導医のあるべき姿を提言している．また，具体的なシステム作りのノウハウを記したつもりである．何を，どう指導したらよいのか，皆目見当がつかないという指導医や研修委員会のあり方を模索している研修病院の幹部の方々の参考になれば，筆者としては望外の喜びであり，日本の臨床研修指導のあり方に幾ばくかの貢献ができればと願うものである．

　平成18年1月

宮城征四郎

初期臨床研修
指導の実践ガイド
いかに良医を育てるか

序 3
カラーアトラス 11
本書の構成 12

概論編

第1章 臨床研修の重要性

1）初期臨床研修必修化の真の目的 14
　① 総合的臨床教育の不備または欠如
　② 革新的な教育システムが成果を上げにくい理由
　③ 臨床研修必修化でプライマリ・ケア能力を培う

2）指導医の心得 17
　① 研修必修化は患者のため
　② 指導の見返りを求めない
　③ 臨床の基礎をstep by stepに指導する
　④ 指導医による討論の内容
　⑤ 先手必勝の医療を教育する
　⑥ 指導医の心得

3）研修医の心得 20
　① 国民のための必修化と認識せよ
　② global standard medicineを身につける
　③ 研修医の心得

第2章 研修医と指導医はどう向き合うか

1）研修医は今，何を求めているか 22
　① 研修医の望み
　② 指導医に求められるもの
　③ best teacher of the yearに選ばれる方法

2）指導医たちは今，何に戸惑っているのか ……………………………… 25
　　① 論文至上主義と臨床指導
　　② 論文至上主義の変化への戸惑い

第3章 研修指導体制をどう構築するか

1）主治医制度の利点と欠点 …………………………………………………… 28
　　① 主治医制度の問題点
　　② 当直医のためのoff duty note
　　③ 屋根瓦方式が構築されない
　　④ 担当患者数が少ない
　　⑤ 責任の所在が明確ではあるが…

2）チーム医療とは何か？ その利点と欠点 ………………………………… 31
　　① チーム医療での役割分担
　　② 年次ごとの到達目標を設定する
　　③ 医療過誤防止 vs. 責任の所存の希薄さ
　　④ 教育システムとしても優れたチーム医療

3）臨床研修におけるチーム医療を阻むもの ………………………………… 34
　　① 他人の介入を受けつけない風土

4）臨床研修プログラムにおける研修委員会のあり方 ……………………… 36
　　① 活発な研修委員会なくして良き教育環境はなし
　　② 沖縄県立中部病院研修委員会はいかに運営されているか
　　③ 群星沖縄の研修委員会はここが違う
　　④ 群星沖縄における臨床研修委員長会議の実際

実践編

第4章 臨床研修における双方評価

1）指導医による研修医の評価 ………………………………………………… 44
　　① 研修医の評価は姿勢に重点を
　　② 適性を欠く研修医
　　③ 評価の低い研修医をどうするべきか

2）研修医による指導医の評価 ………………………………………………… 48
　　① 指導医の評価対象
　　② 批判される指導医とは
　　③ 指導医のあるべき姿とは

3）研修医の身分と労働環境 ……………………………………………… 52
　① 研修医は労働者である
　② 米国の研修医の労働環境

4）日本の指導医の労働環境 ……………………………………………… 57
　① 指導医のマンパワー不足
　② 今こそ改革のとき

第5章 ベッドサイドにおける臨床指導の実際

1）必要な基本的知識と手技の指導の実際（What to teach and How ?）… 59
　① 問診，身体所見，バイタルの読みおよび自覚症状の生理学的解釈法
　② カルテの記載方法（discharge summaryを含む）
　③ 動・静脈血採血法，血液培養法
　④ 心電図，動脈血ガス分析（ABG）の読み方
　⑤ 分泌物，尿，痰，便，髄液，体液（胸水，腹水など）のグラム染色，抗酸菌染色，メチレンブルー染色とその解釈
　⑥ 各種ラインの確保
　⑦ 各種単純X線の読影法とできればCTの読影法
　⑧ 胸水穿刺，腹水穿刺，腰椎穿刺，関節腔穿刺，ときに胸膜生検
　⑨ 挿管およびマスク法による人工換気
　⑩ 心肺蘇生法（DC shockを含む）の実施と緊急内視鏡，エコー検査
　⑪ 抗生物質およびその他の薬の薬理作用，使用方法，特に使用ルートと期間の検討
　⑫ transient pacemakerの挿入
　⑬ minor surgeryと外科的，整形外科的処置，眼科，耳鼻科的処置
　⑭ 簡単な皮膚科学
　⑮ その他
　【付録】動脈血ガス分析の臨床

2）身体所見の重要性 ……………………………………………………… 75
　① 一般的な身体所見の取り方
　② 呼吸器疾患における身体所見の取り方
　③ 呼吸器疾患における胸部身体所見

3）研修医ならびに指導医のメンタルケア ……………………………… 89
　① スーパーローテーションによる問題点
　② 研修医のメンタルケアに向けて
　③ 指導医にも大きなストレス

第6章 ベッドサイドにおける教育回診の実際

1）患者ケアと研修医に役立つ回診法 …………………………… 92
① 教育回診
② 回診中に挿入するミニレクチャーの実例

2）呼吸器病学における問診 …………………………………… 102
① 呼吸器病学における問診の臨床的意義
② 呼吸器疾患特有の病歴聴取
③ 呼吸器疾患に特有な症状
④ 呼吸器症状の詳細と診断学的意義

3）教育回診実録症例 …………………………………………… 106

実 際 編

第7章 日本における臨床指導医の位置付け

1）日本の医療社会における基礎医学研究偏重 ………………… 114
① 医学史上，確かに基礎研究は重要だったが…
② 臨床医療をないがしろにしてはならない
③ 国民のニーズに応えて臨床医を育てよう

2）指標で表し難い臨床指導評価 ………………………………… 116
① インパクトファクターで評価される基礎研究
② 評価指標のない臨床教育

3）日本人の肩書き偏重，出世主義 ……………………………… 117
① 国の資格や肩書きは国際社会では通用しない
② 肩書きではない本当のプロ
③ 医師にとって最良の資格・肩書きは患者からの高い評価

第8章 沖縄における学外臨床研修プログラムの実際

1）沖縄県立中部病院卒後臨床研修プログラム ………………… 121
① 沖縄における臨床研修の重要性
② 沖縄県立中部病院の実態と研修プログラムの実際

2）臨床研修病院群「群星沖縄」プロジェクト ………………… 129
① 群星沖縄プロジェクトの発足
【参考】群星沖縄立ち上げの趣意書

第9章 群星沖縄病院群プロジェクトの問いかけるもの

1）スタートした病院群「群星沖縄」臨床研修プロジェクト……………141
　①沖縄での病院群臨床研修
　②スタートした群星沖縄プロジェクト

2）群星沖縄プロジェクトが問いかけるもの………………………………144
　①研修病院の理念と使命
　②指導医講習会（FD）と日米医学交流
　③プライマリ・ケア研修の重視
　④スキル・ラボ構想
　⑤後期研修のあり方
　⑥地域医療貢献

あとがき…………………………………………………………………………151
索　引……………………………………………………………………………152

指導医のよくあるQ

Q1.	無気力なやる気のない研修医の場合，一体，どう付き合えばよいのでしょう？無視してもよいでしょうか？	47
Q2.	明らかに指導医の方に知識の誤りがあると思われる場合でも，それを指摘できるような雰囲気ではありません．一体，どうしたらよいのでしょうか？	51
Q3.	研修医は午後5時になると，当直でもなければ当然の権利のごとくさっさと帰宅するが，本当にそのようなことが許されるのでしょうか？甘やかされ過ぎでは？	55
Q4.	実際のところ，研修医も指導医も問診や身体所見などにそんなに時間をかけていたらほかの仕事ができません．問診などは通り一辺でよいのでは？	60
Q5.	痰や尿などの塗抹グラム染色細菌検査を，なぜ研修医にやらせる必要があるのかわかりません．優秀な検査技師がいるのだし，検査を指示するだけでよいのでは？また，喀痰塗抹グラム染色細菌検査などはATSの呼吸器感染症ガイドラインでも起炎菌検索法としての有用性に疑問がなげかけられているはずですが？	64
Q6.	どんなに教えても，不器用でなかなか手技を修得できない研修医に遭遇することがあるのですが，どのように指導すればよいのでしょう？	65
Q7.	胸水が少量の場合，穿刺部位に迷うことがあるのですが，どこが最も適切なのでしょう？	67

【カバー・本文掲載写真提供（50音順）】
・井上徹英（浦添総合病院研修委員長）
・重森保人（中頭病院総合内科）
・砂川智江子（沖縄協同病院臨床研修担当事務）
・宮里達哉（群星沖縄臨床研修センター事務局長）

カラーアトラス

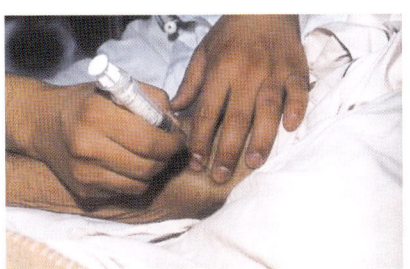

図5-1◆肘動脈からの採血
できれば橈骨動脈を選択する．p.62参照

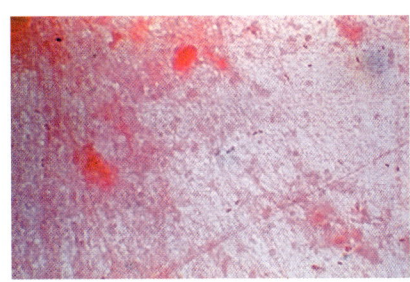

図5-2◆喀痰塗抹グラム染色の実際
グラム陰性球桿菌〔*H.influenzae*（*H.inf.*または*H.flu*）〕．p.63参照

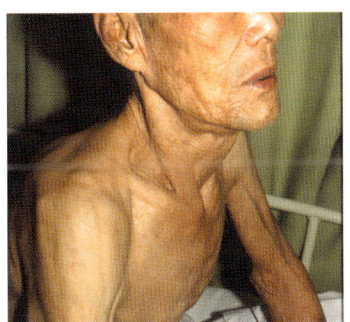

図5-5◆胸鎖乳突筋
p.78参照

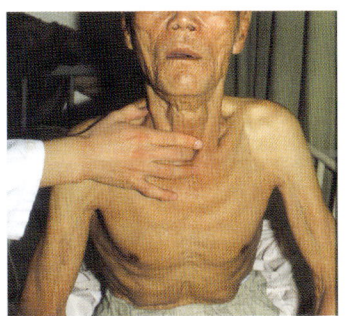

図5-6◆気管短縮
p.82参照

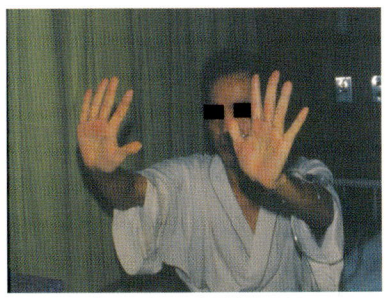

図5-7◆羽ばたき振戦診察法
p.83参照

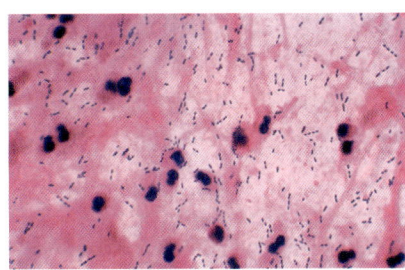

図6-1◆肺炎双球菌
グラム染色痰細菌検査．p.103参照

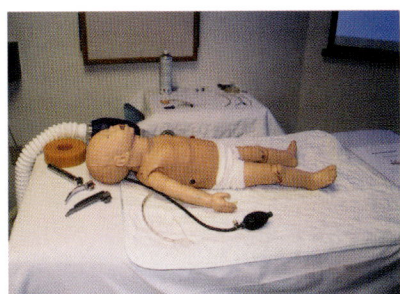

図9-1◆ピッツバーグ大学スキルラボの医療用マネキン
p.146参照

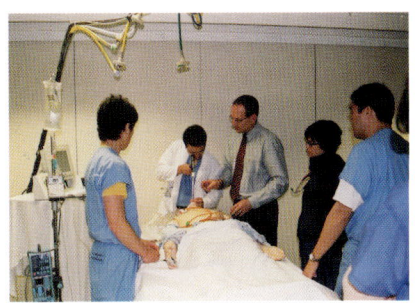

図9-2◆ピッツバーグ大学スキルラボの気管内挿管指導
p.146参照

本書の構成

概論編
- 第1章　臨床研修の重要性
- 第2章　研修医と指導医はどう向き合うか
- 第3章　研修指導体制をどう構築するか

指導医として求められる心構えや，各臨床研修指定病院の研修指導体制はいかにあるべきかなど，良医を育てるための環境整備のノウハウを解説します．

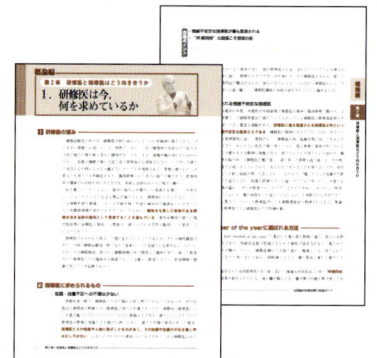

実践編
- 第4章　臨床研修における双方評価
- 第5章　ベッドサイドにおける臨床指導の実際
- 第6章　ベッドサイドにおける教育回診の実際

臨床指導の具体的内容を解説し，沖縄県立中部病院・群星沖縄で好評を博している宮城医師の教育回診の実践法を明らかにします．さらに，よくある指導医の悩みにQ&A形式で宮城医師が明快に答えます．

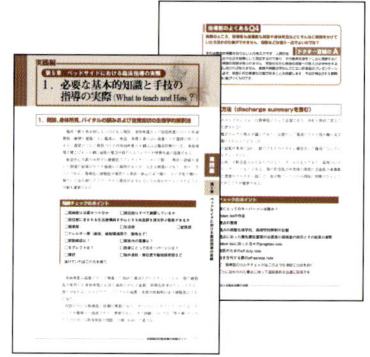

実際編
- 第7章　日本における臨床指導医の位置付け
- 第8章　沖縄における学外臨床研修プログラムの実際
- 第9章　群星沖縄病院群プロジェクトの問いかけるもの

臨床研修制度の実際を批評するとともに，国内屈指の人気と実力を誇る沖縄県立中部病院の臨床研修の秘密を公開．注目を集める病院群プロジェクト群星沖縄がめざす理想の臨床研修とは何かがわかります．

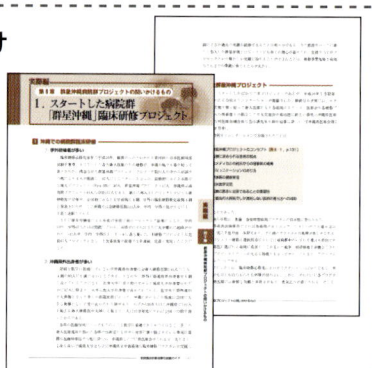

本書のご感想をお待ちしております

本書のご感想を弊社ホームページで募集しております．
下記URLにアクセスして，ご投稿いただけますと幸いです．

URL：http://www.yodosha.co.jp/kanso/shido.html

※なお，原則ご質問には返答をいたしておりませんので，あらかじめご了承ください

初期臨床研修指導の実践ガイド
いかに良医を育てるか

概論編

第1章　臨床研修の重要性　　　　　　　　　　　　14
第2章　研修医と指導医はどう向き合うか　　　　　22
第3章　研修指導体制をどう構築するか　　　　　　28

概論編

第1章　臨床研修の重要性

1. 初期臨床研修必修化の真の目的

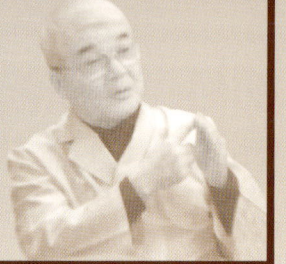

　日本の臨床医学水準が欧米に比して大きく立ち遅れていることは紛れもない事実である．臨床医学にはきわめて広い分野が含まれるので，無論，部分的には日本の方が遥かに優れている分野もあることもまた周知の事実である．しかし，なぜ，総じて日本の臨床が先進諸国に比して立ち遅れていると言われるのか？　それは臨床の総合力という点でかなり劣っているという事実に即しているのだと思われる．

　そしてなぜ，今，日本において初期臨床研修が必修化されるのか？　日本の臨床があまりにも専門細分化し過ぎた結果，**国民の医療人に対するより幅広いニーズに応えうる技量を失い，年々，増幅する医療不信に抜本改革が必要とされている**ところから発しているものと思われる．

　例えば列車の中で，あるいは飛行機の中で，はたまた道ばたで病人が発生して医師の助けを求めても，多くの場合はその場に居合わせる医師の大半が自信をもって医師であることを名乗り，率先して助けに赴くことが少ない本邦の医療事情に象徴される．医師でない振りをして座席にうずくまっていたり，見て見ぬ振りをして通り過ぎたりという行為が日本で臨床教育を受けた医師の中には数多くみられるのであり，そこから国民の不満が噴出しているからである．

1 総合的臨床教育の不備または欠如

　従来の日本の卒後臨床研修では，例えば眼科医になる者は卒業と同時に大学の眼科教室に入局し，眼科のみに特化した臨床教育を受けてきた．したがって一般外科や内科，小児科や産婦人科といった総合的臨床知識や一般医療に必要な基本的技能を修得する機会に恵まれず，到底，道ばたで発生する病人の一般診療に耐えるだけの総合的臨床技量には欠けることとなる．

　卒前教育でそのような総合的医学教育は実施されているはずだと思われがちであるが，いかんせん，卒前教育ではベッドサイドでの実地教育として欧米のクリニカル・クラークシップのように密度の濃い臨床教育が行われているとは言い難い．

　米国では年齢的には日本の医学生に比してやや年長とはいえ（米国の医学部は大学院大学であり，4年生大学修了者のみが入学を許され，履修年限は4年），医学部の3年，4年の時点でちょうど，今回の臨床研修必修化に盛り込まれたカリ

> **指導ポイント**
> ・初期臨床研修必修化でより幅広いプライマリ・ケアに堪能な医師を育て，国民のニーズに応える

キュラムに相当する内容を履修するのであり，医学部卒業時点での両国の医師の臨床能力の比較では格段に米国の方が優れている．

2 革新的な教育システムが成果を上げにくい理由

　教育システムの違いだと断じてしまえばそれまでであるが，その差異は想像以上に大きい．最近，日本の卒前教育の中にも東海大学医学部を中心にクリニカル・クラークシップと称して，よりベッドサイドの教育に力点をおく大学が増えつつあるとは言うものの，残念ながら未だ，大きな成果を上げているとは言い難い．

　その主な理由は，折角，**革新的な教育システムを導入しても，そのシステムに即応しうるだけの経験が指導医側に不足しており**，未だに手探りの状態のまま，放置されているという現実がある．

　もう一つの大きな障害は学生の臨床教育に熱い情熱を傾け，よしんば大きな成果を上げたとしても，論文至上主義の大学の中では，ほとんどそれが評価の対象にならず，出世主義者の多い大学人の間では**臨床指導そのものが彼らの精力注入の対象になり難い**という現実がある．

3 臨床研修必修化でプライマリ・ケア能力を培う

　そういう諸々の事情により，厚生労働省は医道審議会医師臨床部会を立ち上げて10年ほどの期間をかけて十二分なる審議，検討の末，36年ぶりに研修制度を改革し，「努力義務」に過ぎなかった卒後の初期臨床研修を必修化した．症例数が多く，かつcommon diseasesやcommon conditionsの多い学外の臨床研修指定病院に指導を委ねることで，より効率的なプライマリ・ケアの初期臨床研修が可能との判断に立っていることはよく知られた事実である．新医師研修制度では，「**医師としての人格をかん養し，将来専門とする分野にかかわらず，医学及び医療の果たすべき社会的役割を認識しつつ，一般的な診療において頻繁に関わる負傷又は疾病に適切に対応できるよう，プライマリ・ケアの基本的な診療能力（態度・技能・知識）を身に付ける**」[1]と研修理念を掲げているのはそのためである．

　この新制度の導入により国民の医療不信を払拭し，プライマリ・ケアに堪能な

医師を育成することにより，大都会中心の医師偏在を解消し，自信をもって一人の医師として医療過疎地あるいは離島においても医療に従事しうる多くの医師の輩出を目論んでいることは想像に難くない．**医師臨床研修必修化は真に国民本意の臨床研修を目的としていることにほかならない．**

 1）厚生労働省：医師法第16条の2第1項に規定する臨床研修に関する省令の施行について．厚生労働省ホームページ
　　　http://www.mhlw.go.jp/topics/bukyoku/isei/rinsyo/keii/030818/030818a.html

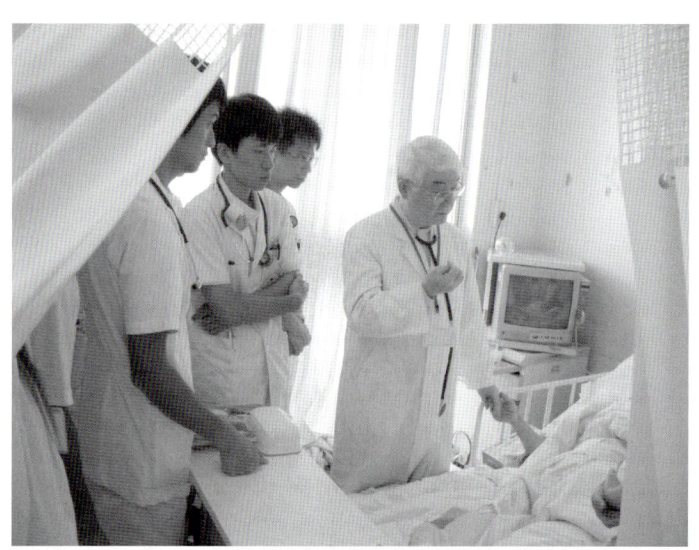

◆患者に語りかける◆

概論編
第1章 臨床研修の重要性
2．指導医の心得

1 研修必修化は患者のため

　厚生労働省による長年の夢（それが同時に国民の夢）である初期臨床研修必修化は，ついに平成16年に現実のものとなった．その基本的なスタンスは，あくまでも今回の研修必修化は研修医個人のためというよりも，研修医が医療人として医療現場で活動する中で，受療者となる患者のために臨床の幅広い基本，すなわちプライマリ・ケアを十二分に修得してほしいという願いが込められていることを，まず指導医たちは銘記すべきである．それが今，国民のすべてに求められている医師像である．したがって指導医は研修医の背後にいる受療者としての国民の存在を常に意識しつつ，指導に当たらねばならない．

2 指導の見返りを求めない

　また，研修指導に当たり，その見返りを求めてはならない．もし見返りがあるとすれば，それは研修医たちによるより良き医療の実現をもってするべきである．将来，自分に関係した科を研修医たちが選択しないからといって，指導に手抜きがあってはならないはずである．

　彼らは将来の日本の臨床を担う大事な金の卵たちであり，順調に逞しく社会貢献を目的として育っていただかなければならない大事な医学徒である．

- ▶彼らを決していじめてはならない
- ▶彼らの意欲を失わせてはならない
- ▶彼らに臨床の大切さ，臨床の奥深さ，臨床の面白さを教え，鼓舞し続けなければならない
- ▶彼らを取り巻く教育環境を常に整備し，病院職員一丸となって彼らの成長を支援するように心掛けなければならない

3 臨床の基礎をstep by stepに指導する

　指導内容は医療の基本に忠実であることを重視し，jump-educationを避ける．すなわち，1～3階の構築を怠って，いきなり5～7階の建物を建築するような

愚を冒してはならない．建物は1階から順序よく上に積み上げるべきであって，地階の基礎工事なくして高層建築は完成するはずがない．

臨床の基礎とは言うまでもなく詳細な問診，身体所見，生命徴候および症状の生理学的解釈であり，当該患者に則した問題点の抽出と整理，それらの問題点を引き起こす病態生理の鑑別，疾患のカテゴリー別の鑑別診断である．その鑑別診断に基づいて優先順位を遵守した臨床検査を提出し，検査の結果は常に医療者が前もって予測する訓練を行わせる．

4 指導医による討論の内容

投薬に際しては選択する薬品の使用目的，投与経路，量，投与期間などを必ず研修医と討論することが肝要である．

各種のライン挿入は研修医が最も好む手技の一つであるが，投薬と同様にその目的，適応，挿入期間の検討が必要であり，不必要なラインは指導医自らが抜去し，必要以上に長期に挿入されているラインについてはその目的と必要性をただしたうえで，可及的速やかに抜去する．ラインは処置を誤ると感染源となりやすく，敗血症を誘発する最大の原因であることを十二分に教育することが大切である．

5 先手必勝の医療を教育する

臨床は後手に回ると1日を24時間費やしても間に合わないほど，手のかかる作業であり，常に先手必勝の医療を教育すべきである．そのためには**患者の病態を詳細に把握し，次に起こりうる変化を予測し，先手を打ってその予防に精力を注ぐことが肝要**なのである．若い研修医にはその先手必勝の医療が判然としないので，指導医の力が発揮されるのは，まさしくこの点にあるといっても過言ではない．

例えば慢性的に湿性咳嗽を有する患者が交通事故に遭い，肋骨骨折で救急室を訪れた場合，研修医の多くは骨折部位のバンデージのみで帰宅させがちである．先手必勝の医療では必ず，バンデージに加えて骨折部位の疼痛や激痛を処置することを忘れてはならない．さもないと咳嗽で胸痛が誘発され，患者は咳こらえを余儀なくされる結果，日頃の排痰が障害される．結果的に肺は痰で溺れ，致死的重症肺炎を惹起するのが通例である．したがって帰宅前に骨折部位の肋間神経ブロックを施行するか，呼吸抑制の少ない強力な鎮痛薬の処方が必須である．

また，高熱患者が救急受診をした場合，悪寒戦慄，意識障害，乏尿，頻呼吸，SpO2の低下，WBC＞12,000 または＜4,000，動脈血ガス分析（ABG）で代謝性ア

指導ポイント
- 指導の見返りを求めてはならない
- jump-educationを避け，臨床の基礎を指導せよ
- 先手必勝の医療を教育せよ
- 指導医心得を忘れずに

シドーシスを認めれば，グラム陰性桿菌の敗血症を強く疑い，ただちに血液培養を実施したうえで，大量の補液，広域スペクトルの抗生物質の選択投与を行うのが先手必勝である．間違っても解熱薬投与のみで帰宅させてはいけないことを指導することを忘れてはならない．

6 指導医の心得

研修医の指導に当たっては以下の指導医心得がきわめて大切である．

指導医の心得
- 今回の初期研修必修化は医師個人のためではなく受療者である国民のためである
- 幅広い基本的な医療知識と技能が国民から求められている
- 指導医はしたがって研修医背後の国民を意識して指導に当たるべきである
- 指導医はすべてを知っている必要はない．研修医とともに悩み，ともに患者ケアに努力する人こそが立派な指導医である
- 「I don't know today but I will tell you tomorrow」と言える人が良き指導医である

概論編

第1章 臨床研修の重要性
3. 研修医の心得

❶ 国民のための必修化と認識せよ

　研修医，学生諸君！ 勘違いしないでほしい．今回の初期研修必修化は決して諸君のために導入したものではない．諸君が診療する日本国民のために導入されたものと認識してほしい．

　これまでの初期臨床研修では医師に対する幅広い医療知識と技量を求める国民のニーズを満たすには甚だ心もとなく，また，専門細分化が進み過ぎて一人の医師で一人の患者のすべてを診療できない恨みがあった．従来の臨床研修では大都会の設備の整った専門医が多数揃った大病院でしか医師として通用しない育ち方が一般的であった．

　今回の研修必修化は一人の医師が単に大都会でのみならず，医療過疎地においても独力で相応な医療が可能な医師，すなわちジェネラリストとしてのプライマリ・ケアができる医師を育成することに主眼があると認識すべきである．専門分科研修はその後に行うことが望ましい．

　日本における医師の大都会への遍在は，決して医師個人の偏向に基づくものではない．むしろその育ち方にあると言わざるを得ない．CTやMRI，カラーエコーなどの重装備がないと医療が行えない医師をいわゆる「専門医」と称して数多く育成してきた医育機関にその根源を求めることができる．また，いつでも自らが処理できない事態をカバーしてくれる多くの専門医集団の中でなければ医療が全うできない医師に育てられている．そのこと自体に全く何の疑問も覚えずに唯々諾々として従い，研修に満足してきた研修医たちにも，しかし，大きな責任がある．

❷ global standard medicineを身につける

　研修医は日本の臨床医学のレベルではなく世界的レベルすなわちglobal standard medicineを身に付ける努力を心掛けるべきである．日本は今，世界に誇る先進国として多くの国々へ医療援助に出掛ける．そのとき，果たして各国の人々から十分に信頼されるレベルの診療能力を持ち合わせているであろうか？ 英国に留学した多くの日本の医師たちが検査中心の医療を批判されて即刻，帰国を促され

> **指導ポイント**
> ・必修化は国民のため
> ・global standard medicineを修得せよ
> ・研修医心得を忘れずに

ることも稀ではないと聞き及ぶ．バングラディッシュの電気の供給もままならない片田舎でCTやMRIを要求する無謀な日本人医師の存在が大きな嘲笑とともに伝えられるのは，一体，どうしたことか？　最先端医療のみを金科玉条とする日本の臨床研修の歪みが如実に現れたエピソードと言えないだろうか？

3 研修医の心得

そのような大きな目標を掲げて初期研修を踏み出す諸君に心がけてほしいことは以下の通りである．

研修医の心得

- 医師はすべからく情緒安定型でなければならない．情緒が不安定な人は医療人として失格である
- 学問は社会に貢献するのが目的である．他人に優越したり，他人を蔑んだりするためであってはならない
- 常に受療者本位に医療を行うように努力すること．よもや自分本位であってはならない
- 研修の初段階では周囲のすべての人が師である．特に看護師さん，患者さんから多くを学ぶことが大切である
- 患者さんや医療仲間とのコミュニケーションを大切にする．そのためには医療以前の人間学を大切にすること
- 臨床教育環境は研修医諸君も協力して社会全体で一丸となって構築すること．決して一方的に与えられるものではないと認識すること
- すべてを知っている人が必ずしも良い指導医ではない．諸君とともに悩み，一緒になって問題を解決する態度の人こそ良き指導医である．また，知らないことを明確に知らないと言える人は良き指導医であると心得よ
- 医療は地味な仕事であり，基本に忠実でなければならない．目から鼻に抜けるような奇抜な軽業師であってはならない

いかにも臨床研修とは実に遠い道のりなのである．

概論編

第2章 研修医と指導医はどう向き合うか
1. 研修医は今，何を求めているか

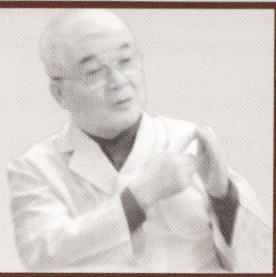

1 研修医の望み

研修必修化の中で今，研修医が何を求めているのかは年齢的に彼らとギャップの大きい筆者には実のところ，判然としない．ときに研究会や学会などの打ち上げ式で彼らと酒を飲み交わす機会があっても，まず，話題が噛み合わないばかりでなく，若者と胸襟を開いて話し合う雰囲気には到底なれない．したがって彼らの本当の心の内はなかなか掴めないというのが実情である．筆者は彼らにとって祖父とも言うべき年齢差があり，臨床指導という点では彼らの師である．教育回診や講演ではお付き合いができても，私的な会話はほとんど成立し難い．

伝え聞くところによると，現今の彼らは人間らしい生活を大事にし，人生をエンジョイすることに大きな関心を寄せている．時間的にゆとりのない，ハードな研修生活を敬遠し，むしろ午前8時～午後5時30分の規律正しいサラリーマン的勤務時間を求めているらしい．すなわち，**趣味をも楽しむ余裕のある研修生活を当然の権利として享受することを望んでいる**．厚生労働省が彼らの勉学性以外に労働性を保証した関係で，彼らはそれを当然の権利として要求しているのであろう．

指導医たちはそれを苦々しく受け止めているようであるが，それは時代錯誤であり，今回の研修必修化に伴う大きな変革の一つと容認する必要がある．むしろ，そのような研修態度，限られた研修時間の中で効率よく臨床を学び，厳しく教育された指導医たちの臨床力を凌駕するような優れた教育システム，教育環境の整備を図ることが必要であろう．

2 指導医に求められるもの

① 知識・技量不足への不満は少ない

筆者自身は時々，研修医たちから悩みを打ち明けられることがあるが，その大部分は新制度に理解のない指導医に対する不満であったり，研修中に指導医により人格を傷つけられたエピソードなどの愚痴などである．彼らにとってすべての指導医が愚痴の対象になる訳では決してない．彼らの不満の原点は多くの場合，**指導医たちの性格や人格に根ざしたものが多く，その知識や技量の不足を嘆く声はむしろ少ない**．お互いにそれぞれの波長というものがあり，ある研修医はある

| 指導ポイント | ・情緒不安定な指導医が最も敬遠される
・"啐啄同時"の関係こそ理想の姿 |

指導医とはうまく波長が合い，他の指導医とは全く合わないということも稀ではない．少し厳しく指導するだけでそっぽを向いてしまう研修医もあれば，厳しくとも指導内容に魅力があれば，何のためらいもなくついていく研修医もいる．その兼ね合いは甚だ難しく，研修医個別の対応が求められることは論をまたない．

② 最も敬遠される情緒不安定な指導医

筆者は過去31年間，沖縄県立中部病院で研修医を相手に臨床指導に携わり，また，管理者として研修委員会に訴えとして上がってくる研修医の指導医批判や不満を処理してきた豊富な経験がある．**研修医に最も敬遠される指導医は何といっても情緒不安定な医師たちである**．研修医の指弾するところによれば，そういう指導医は指導態度に全く一貫性がなく，研修医の同じ医療行為に対してあるときは褒めちぎり，あるときは烈火の如く叱りつける．叱る基準に原則が欠けているというのが最も大きな指弾の対象である．知らないことを知らないと言わず，難しい論理を振り回して研修医を煙に巻く．逆に多くの質問を送り返して，その実，求める答えは返ってこないという．あるいは「そんなことも知らないのか，自分で調べろ」と捨て台詞を残して去っていく．はたまた，「俺たちだって先輩から教えを受けた覚えはない．知識や技術をそっと盗んでここまで来たのだ．お前らも俺の知識を盗め！ それが教育というものだ」などとうそぶく．あるいは「昨日，教えたじゃないか，俺は何度もくり返すことはしない．1回教えれば十分だろう」と怒鳴り散らす…といった指導医がいつも研修委員会へ指弾されてきた．無論，そういう指導医たちは研修医からの評価も低い．

3 best teacher of the yearに選ばれる方法

一方，best teacher of the yearに選ばれる者は常に情熱に溢れ，何よりも教育が好きであり，情緒安定型で性格はきわめて温和で包容力があり，見るからに暖かみが備わっている．研修医個々の人格を認め，博識なうえに知らないことははっきりと知らないと言い，即刻調べてきて，補う態度を有する者たちである．

最近発刊された太田保世氏の『一語一会』[1]（東海大学出版会）の中に**"啐啄同時"**という言葉が紹介されている．鳥の雛が孵るとき，雛が卵の内壁を嘴で突くとき

に，それと察知した親鳥が同一場所を同時に外から嘴で突いてやると雛は労せずして立派な雛に孵るというのである．臨床研修における研修医と指導医の関係は，この"啐啄同時"の向き合いこそが理想の姿であり，「良医としての雛」に孵す有効な姿勢でははないかと思われるのである．したがって，指導医と研修医はこの"啐啄同時"の心で向かい合うことが最も望ましい．

1）太田保世：「一語一会」．東海大学出版会，2004

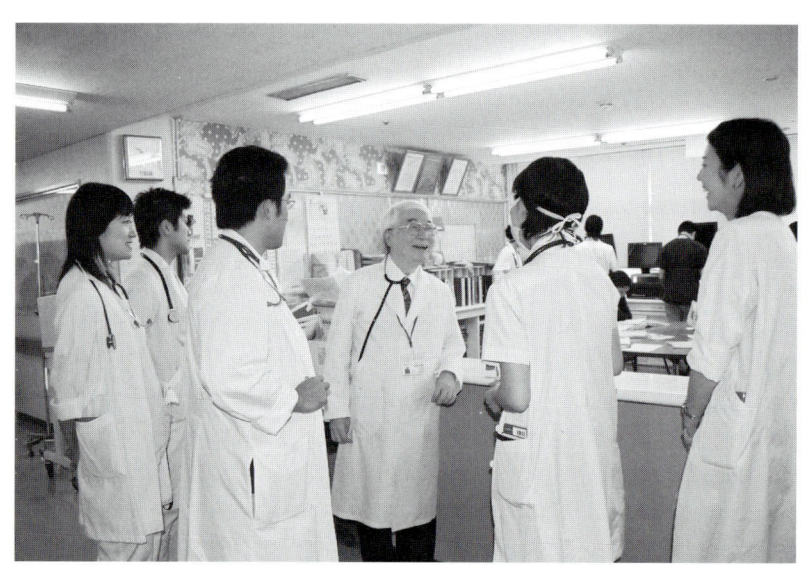

◆研修医たちと談笑◆

概論編

第2章 研修医と指導医はどう向き合うか

2. 指導医たちは今，何に戸惑っているのか

1 論文至上主義と臨床指導

① 論文だけが評価基準

今回の必修化における学内外の指導医の戸惑いはどこにあるのだろうか？ 明確に断言できることは，従来の日本の医療界には組織立った臨床指導のための学習が存在していなかったという厳然たる事実である．基礎医学研究偏重の大学医局の中で臨床教育は常に軽視され，臨床指導者と呼ばれるに相応しい教育者は本邦ではほとんど育成されていない．よしんばたまにいたとしても医局の中では一風変わった「逸れ鳥」的存在に堕してしまっている．教授を頂点とする医局ヒエラルギーの中で，教室員は常に教授の顔色を伺い，あるいは教授の評価を期待し，教授の期待に背くことを極端に恐れている．どんなに精力を注いで研修医の臨床指導に情熱を傾けたところで，それが学内では一片の価値も認められない．論文の数を競い合い，どの有名なジャーナルに何篇の論文を掲載し，インパクトファクターが何点と計算される大学人の評価基準の中で，なんら加点されることのない臨床指導にいわゆる優秀といわれているエリートたちがどうして動機付けを求めることができようか？ 研修医の指導に大切な時間を割くことは，出世争いのライバル仲間に大きく遅れをとることであり，教授に冷たい目を向けられ，時々呼び出されては論文の数の少なさをなじられるのが落ちである．教授たちは無論のこと，指導医と呼ばれる医局集団も医療の真の主役であるはずの患者や国民のことは全く念頭にないというのが実態である．

② 論文至上主義の真犯人は研究費

しかし，その実態を作りだしているのが，実は文部科学省の姿勢であることに気付いている国民は意外に少ない．文部科学省は大学研究費の割り振りに各大学のこのインパクトファクターを評価基準にして研究費の重点配分をしている．多額の研究費欲しさに各大学が論文作成に凌ぎを削る仕組みができ上がるのは当然の帰結である．文部科学省が厚生労働省と交渉して臨床教育に対しても同様な規模の補助金を各大学に提供する姿勢がとられない限り，大学内での臨床医学教育が人物評価の対象とされ，臨床指導医が学内で市民権を獲得するのは至難の業とならざるを得ない．

表2-1◆日米医学部内科教官数比較（2003年調査）

称号 日本 [内科] （米国）	教授	助教授 （准教授）	講師 （助教授）	助手 （講師）	計
ハーバード	93	232	420	735	1480
ジョンズホプキンズ	66	53	141	166	426
ミシガン州立大学	58	46	61	120	285
東京大学	9	9	18	83	119
京都大学	8	8	14	42	72
佐賀医科大学	5	4	5	23	37
旭川医科大学	3	2	7	18	30

文献1より改変.

③ 米国の補助金配分システム

　翻って，臨床教育先進国，米国では果たしてどのような仕組みを構築しているのであろうか？　聞くところによると，彼の国では研修医1人に対し，研修医の生活費ならびに教育費として年額概算1,400万円の補助金が国から提供されるという．多くの場合，その中から，400～600万円程度を年俸として研修医に支給し，残額は教育費に充当する．1学年100人の研修医が集まると，その医育機関には14億円の補助金が提供される．4学年総計では56億円近くの臨床研修費が少なくとも得られる計算になる．研修医たちの生活保障費を差し引いても医育機関には高額の臨床教育費が転がり込み，多くの指導医を採用したり，研修に関する種々のプロジェクトを構築することが容易であるという（表2-1）．医学研究費は無論，Grantと呼ばれる仕組みで研究業績に応じて臨床教育費とは別にNIHその他の国家機関から研究者個人またはグループで獲得することができる仕組みである．
　指導医がいくら研修医を相手に臨床教育に情熱を注いでも全く指導補助金が得られず，したがって学内でも一顧だにされない日本の臨床教育システムとは大きな違いなのである．

④ 日本でも変化のきざし

　しかし，卒後臨床研修必修化を契機に本年から日本でも厚生労働省が研修費予算を計上した．総額で200億円強の予算を獲得したと伝えられるが，米国の臨床研修補助金に比すれば桁違いの少額に過ぎず，各医育機関の臨床指導を前向きに改革する動機付けとなるには遠く及ばない．
　米国並みとは言わないまでも，せめて臨床研修に注ぐ情熱が評価されるに相応しい補助金が得られれば，学内での臨床指導に対する考え方も現在とは大きく異なり，いわゆる論文至上主義の風潮にも一石が投じられることが期待される．日本の臨床医学教育改革を真剣に推進するには，それなりの大胆かつ相応の努力と費用が必要なのである．

指導ポイント
・論文至上主義を捨てよ
・指導医として生きる道を選ぼう

2 論文至上主義の変化への戸惑い

　医育機関の指導医たちが今直面している大きな戸惑いは，従来までの論文至上主義の価値観が臨床研修必修化導入を期して，一部で大きく変化しようとしていることである．基礎医学研究と臨床指導の間にはにわかには埋めることのできない大きな溝がある．唐突に臨床指導能力と実践をも対象に今後の人物評価をすると言われても，対応に苦慮するのは当然である．昨日まで一生懸命試験管を振り，あるいは机に向かって論文執筆に心血を注いでいた医師たちに突然，研修医指導に力を注げと命令が下っても，戸惑うばかりである．

　まず，そのノウハウがわからない．何をどう教えたら良いのか，皆目，見当も付かない．研修医たちに質問を受けてもにわかには答えられない．指導医としての日頃の権威が保てない．研修医は素朴な質問を毎日，機関銃の如く容赦なく浴びせてくる．書きかけの論文も気になる．時間が足りなくて研修医の質問をいちいち調べて答えるだけの時間的ゆとりがない．最近，導入された指導医に対する厳しい研修医の評価も気になる．臨床指導に耐えられない指導医たちの引きこもりが今，あちこちの特に大学病院で生じはじめているという．

　一体，どうしたら良いか？　答えは簡単である．**指導医たることを断念して研究者として生き残るか，180度，考え方を切り替えて，一から指導医学習を始めることである**．そのためには，毎日，研修医とともに悩み，研修医とともにベッドサイドで患者ケアに取り組み，研修医とともに臨床の基本問題を解決し合うことである．多少，時間はかかるであろうが必ず，良い指導方法が身についていく．そのとき，初めて第1章-2の「指導医の心得」(p.19)が生きてくるであろう．

文献
1) 日野原重明：ボストンに見るアメリカの医学・看護学・医療事情の現況〔1〕．医学界新聞，2576：2004

概論編

第3章　研修指導体制をどう構築するか
1．主治医制度の利点と欠点

1 主治医制度の問題点

　外科系の臨床研修は多くの場合，本邦でも主治医制というよりはチームの中で行われているのが現状であるが，内科系の場合，どの研修病院においても，いわゆる主治医制度が頑に遵守されている．臨床研修教育のなかでの主治医制度にはいろいろと問題が指摘される．

　主治医制度では臨床家としての経験の如何を問わず，病院内で等しく同数に近い患者を担当する．したがって，**上級医は自らの担当患者のケアに追われ，下級医の面倒をみるゆとりがない**．上級医は下級医が担当する患者に対して責任をもって診療を行い難い．下級医は実力もないうちから，患者ケアの全責任を負わされ，自分自身だけでなく，患者にも大きな不安を与える．下級医の知識不足や診療の誤りを補うシステムがここでは確立していない．また，主治医制度の下では**下級医の指導にいくら精力を注いでも評価の対象にはならない**恨みがある．

　夜間当直医には他の医師が担当する患者のケアに義務と責任が生じ難い．したがって患者が重症化すると主治医が当直でもないのに夜中まで居残ってケアし続けることを余儀なくされる．患者にとっては夜遅くまで担当医が責任感をもって居残り診療に専念してくれれば安心感は一入であろうが，医師も一人の人間である限り，**精神的にも肉体的にも疲労の極に達する**ことは自明である．医師という職業人のみが他業種と違ってスーパーマンであるということはあり得ない．

2 当直医のためのoff duty note

　また，このような制度の中では，担当医の不在時に患者が急変したときの当直医の対応を容易にするための「誰にでもわかるようなoff duty noteやprogress noteの書き方」の訓練がほとんど行われない．

　チーム医療の中で育成されたある研修修了者が母校の医局に戻り，当直の夜に急変した他の担当医の患者を熱心に診療して処置し，その経緯を事細かに診療録に書き込んだところ，当該担当医に翌日呼び出され，自分に何の連絡もなく単独診療をしたうえ，他人の診療録にさんざん「落書き」をしたとひどくなじられたというエピソードを聞かされたことがある．これでは何のために当直医制度があるのか全く判然としない．当直医はその夜のすべての患者の急変に対処するため

指導ポイント
・主治医制度の利点・欠点を検証し，見直しを図ろう

に存在するのであって，自らの担当患者のために当直している訳ではない．患者それぞれのoff duty noteを参考にその夜の診療に全精力を傾注するというのが当直医の役割であり，また，臨床能力を向上させるよい機会でもあるのである．主治医制度ではそのような教育の機会さえ，ままならない．

3 屋根瓦方式が構築されない

そういう臨床教育システムのなかではまた，上級医と下級医との間にも，臨床的実力の差が生じ難い．自然，上級医には指導能力が身につかず，臨床教育に必須とされるいわゆる「屋根瓦方式」の教育システムが構築されない．

4 担当患者数が少ない

主治医制度では研修医に一時期に多くの患者を担当させることが不可能である．経験年数の如何を問わず平等に患者を配分される仕組みだからである．上級研修医もスタッフも指導医たちでさえ平等に担当患者が割り当てられる．したがって研修医に割り振りされる患者数は自ずと限られてくる（表3-1）．

筆者の私見としては研修医は少なくともスタッフを主治医として10～15名の患者を常時担当していることが望ましく，年間担当患者数は200～300人程度が最も至適な数ではないかと考えている．スタッフは教育に専念し，自らは直接患者を担当しない．上級医も可及的に担当患者数を制限し，下級医研修医へ患者数を譲る方向が望ましい．その代わり上級研修医は外来，救急，検査手技ならびに下級医の指導を中心に研修をする．それが真の屋根瓦方式の臨床研修である．

表3-1 ◆一般的な主治医制度の研修年次と担当患者数

研修年次	1年次	2年次	3年次	スタッフ	シニアスタッフ
担当患者数	5人	5人	5人	5人	5人

＊年間担当患者数：30～50人

5 責任の所在が明確ではあるが…

　主治医制度の最大の利点は患者に対する責任の所在がきわめて鮮明であるという事実である．担当医は患者に対し全責任を負う．医師－患者間の信頼関係を構築しやすい．患者が重篤化すると夜を徹してベッドサイドに張り付いて診療に当たる．受療者への深い愛情が芽生える．医師患者関係が濃密となる．患者に対する医師の裁量権が確立する．などである．

　しかし，臨床研修システムにおいて主治医制度を採用している国はきわめて少ない．研修効率において劣る点が多々指摘されているからと思われる．日本の臨床研修においても**チーム医療を重視した効率の良い「屋根瓦方式」の研修システムを構築する必要があろう**．

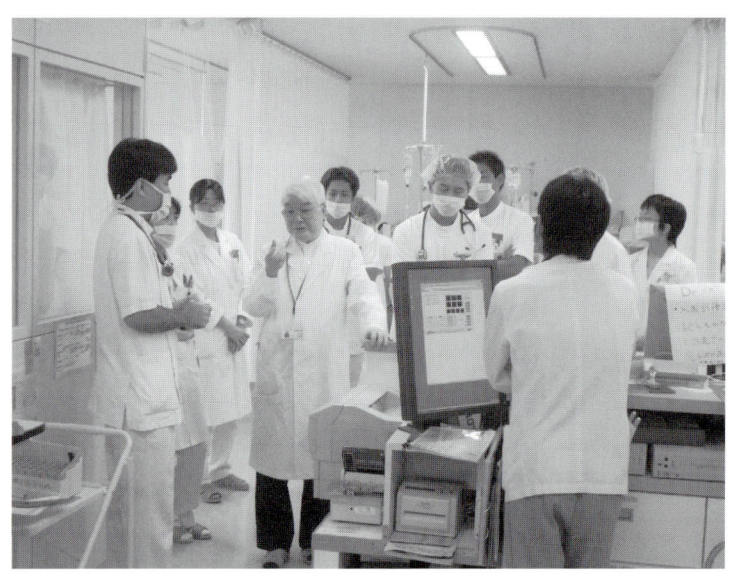

◆回診中のミニレクチャー◆

概論編

第3章 研修指導体制をどう構築するか

2. チーム医療とは何か？その利点と欠点

1 チーム医療での役割分担

　チーム医療とは1人の患者を4～5人のチーム（医師または医療集団）でケアするシステムを言う．医師チームの場合，トップにはその科の部長である最終責任シニアスタッフが主治医として存在し，そのすぐ下にジュニアスタッフがいる．その配下には上級研修医またはチーフレジデントがいて，その下に下級研修医としての患者担当医が配属されている．

　沖縄県立中部病院の場合には，従来，さらにその下にインターンと呼ばれる卒後1年目の研修医が担当医の見習いないしは下働き役としてチーム構成の一角を占めていた（図3-1, 3-2）．今日では新たな研修必修化の下で，多少，カリキュラムの変更を余儀なくされたようであるが．

　チーム医療の中では，各々が役割分担を認識し，臨床能力に応じた責任を負いつつ1人の患者をチーム全体でケアする．**卒後2～3年目の患者担当研修医は幾人もの上級医に指導を受けつつ患者の把握とケアに専念し，雑用は一切インターンに委ねる．**そのチームが担当する全患者の担当医となり，上下の医師集団から挟まれたサンドイッチ研修の中で各人，常に15～20人の数の患者をケアする．年間の担当患者数は優に300人を超えるのが通例である．

　担当医がわからないことはすべて上級医およびスタッフが対応・指導する．担当医には日常的に発生するケア上の疑問を解くのに，いちいち文献を調べている暇がないからである．

　下働きのインターンは担当医の診療の実際を見習いつつ，問診，身体所見，バイタルおよび症状の生理学的解釈，静脈血採血，ライン採り，心電図やABG検査とその解釈，単純写真の読影，痰や尿あるいは髄液その他の穿刺液などのグラム

	担当患者数
上級研修医，スタッフ	0
↓ 監督・指導・検査	
患者担当研修医	15～20
↑ 下働き・お手伝い	
下級研修医	0

図3-1 ◆チーム医療

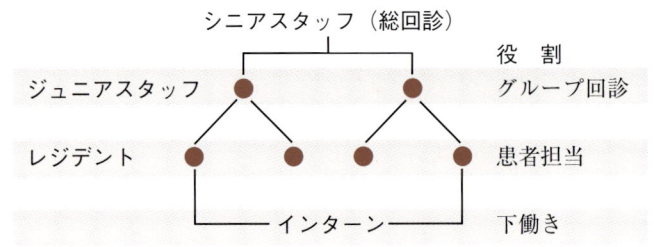

図3-2◆診療科の研修運営方法

染色塗抹細菌検査，エコー検査の手伝い，腰椎穿刺，胸腔穿刺，胸腔チューブ挿入などの基本手技，一般診療の基本を学びつつ，諸々の患者ケアに必要な医療上の脊髄反射を醸成する．ただし，患者に対する診療責任は担当医に比して軽微であり，精神的負担感は薄い．

上級研修医（シニアレジデント）はスタッフとともに，より高度の医療行為，専門検査手技および外来・救急診療，下級研修医の指導・監督に専念する．

2 年次ごとの到達目標を設定する

患者担当研修医（卒後2～3年次）に高度な専門検査・治療手技を修得させるのは時期尚早である．例えば心電図の解釈や心エコー検査の習得の未熟なままに心臓カテーテル検査を研修させるようなjump-educationをすべきではない．あるいは挿管もままならぬ段階の研修医に気管支ファイバー検査を指導するような愚を冒してはならない．基本教育とは何か，何を教え学ばせ，何が未だ早いかの検証には指導医，研修医双方が真剣にとり組まなければならない．問診，身体所見も十分にとれない研修医にm-RNAの話やサイトカインの教育でもなかろうと思う．すなわち，研修医の年次ごとに履修すべきminimum requirementが到達目標として明確に設定されていなければならない．

3 医療過誤防止 vs. 責任の所存の希薄さ

かくてチーム医療の教育システムのなかでは上級医と下級医との間の臨床能力の格差は歴然としてくるのであり，そこで初めて屋根瓦方式が成立する．このなかでの医療行為の最終責任は無論，すべてシニアスタッフ（部長）にあるが，チームの皆で協力しあって診療をするのでチーム内での個人の誤りや欠陥はただちに露見する．したがって医療過誤がここでは発生し難い．

チーム医療の最大の欠点はしかし，責任の所在が希薄になりがちなことである．チームがうまく機能しないと誰がどの部分の責任者なのか判然としなくなる．お

> **指導ポイント**
> ・研修医の年次ごとに到達目標を設定する
> ・チーム医療では医療過誤が発生しにくい
> ・チームのひとりひとりが応分の責任を負うこと

互いに責任を転嫁しあって，結局，誰も責任感をもって診療に従事しないこともあり得る．ここで重要なことはチームのどの一人も**各々の役割を十分に認識し，応分の責任を負うことである**．そうでなければチーム医療は成立しない．

4 教育システムとしても優れたチーム医療

　上級研修医やスタッフは下級医に対し，圧倒的な実力差を要求される．上級医に指導能力がなければ，チーム内に単なる「怠け者」を飼うだけになってしまう．下級医は単なる肉体労働者に堕してしまい，研修内容は粗雑になり，各人の不満が一挙に爆発する．機能しないチーム医療は形骸化した単なる烏合の衆となる．しかし，やがてそのなかで自然淘汰が行われ，チーム医療に堪える者のみが生き残っていくという厳しい現実に直面することになる．ただし，自然淘汰には長い年月を要し，その間，10年，20年という長い歳月が失われていくこともある．臨床研修には，そのようなゆとりや時間的余裕があるはずがない．それくらいなら，未だ主治医制度の方がましではないかとの議論が生まれてくる．チーム医療にも諸々の問題が山積していることも事実である．

　しかし，主治医制度の研修効率の低さと研修医個々の臨床能力のでこぼこもわれわれは決して忘れてはならない．チーム医療に比して主治医制度の教育システムは遥かに劣ることは明らかである．教育環境の整備は研修病院にとっての至上命令であり，生命線でもある．今回の初期研修必修化を期して抜本的に見直す絶好の機会である．願わくば，各研修病院にあっては，ただそこに身をおくだけでいつの間にか医療の基本が身につき，気がつけば良医に成長しているという教育環境を構築したいものである．しかし，臨床研修システムの構築とは，かくも難しい諸問題を孕んでいるのである．

概論編

第3章　研修指導体制をどう構築するか

3．臨床研修における　　　　　　　チーム医療を阻むもの

1 他人の介入を受けつけない風土

　欧米では長い歴史とともに確立している研修システム上のチーム医療が，何ゆえに本邦では定着し難いのであろうか？　いくつかの理由がある．

　第3章-2で述べた通り，チーム医療では各医療人の責任の所在が曖昧となる可能性が危惧されることを第一に上げなければならない．

　しかし，決してそれだけではない．従来の日本の医療のあり方の中では，主治医の「裁量権」というものが大きな比重を占めてきた．主治医は担当患者に対して全責任を負う代わり，患者をある意味では独占し，他の医療者の介入を一切，受け付けないという風土が存在する．今もってそのような医療者の存在を本邦では否定できない．自分の担当患者のことに他人から口出しをされたり，批判を受けたりすることを忌み嫌う風土である．医療風土や文化の違いもあるが，いわゆる「peer review」を知らない，あるいは受け付けない医療人が本邦ではあまりにも多い．そういう医療風土の中では，医師は他人に相談をしたり，コンサルテーションをしたりすることも少なく，すべての診療行為を主治医の権限の下にいわゆる「責任」をもって行使する傾向にある．

　最近ではかなり減っているとはいうものの，夜勤当直医が無断で夜中に急変した自分の患者の診療録に「落書き」をしたと怒ったという医師のエピソードなどは如実にその実態を表している．

　果たして患者は主治医の「私物」であろうか？　自分以外の医療者に診てもらったり，触れたりさせるべきでない主治医の所有物なのであろうか？　全く否である．患者は国民であり，ひとりの市民である．その国の医療社会全体の患者である．**医療社会は国民一人一人に対して適正な医療を行う責任があり，また，義務を負**う．医療社会全体で各患者に対し，ベストの医療，国際水準に照らした標準医療を施すことが自らの義務であることをまともな医師なら認識している．われわれ医師は一丸となって総力を結集し，一人の患者に最良の診療を提供しなければならないはずである．主治医単独の限られた診療能力で全責任をもって診療などできるはずがないのである．

　にもかかわらず，患者を「全責任」の名のもとに独占診療し，私物化し，所有権を主張する主治医が存在する．「他人の患者に『口出し』をするな！」，「主治医の診療を批判するな！」，「裁量権という医師の権利を侵す越権行為だぞ！」など

> **指導ポイント**
> - "私の処方"ではなく万国共通の標準処方を心掛ける
> - peer reviewは患者の保護が目的である
> - 自由な討論を好まない縦社会の風土がチーム医療を阻む

と罵詈雑言を浴びせる医師が日本には厳存するのである．

不思議なことに本邦では医学雑誌などにも「私の処方」，「私の治療法」などという特集が組まれる．「私」ではなく国際水準または世界標準に照らした万国に通用する処方や治療法でなければならないはずである．

患者にさえ今日では自由に診療録を閲覧させる情報公開の時代に，他の医療人に診療録を隠したがる行為は一体どういうことであろうか？ 論文至上主義の大学医局の中では症例報告に際してさえ，筆頭執筆権争いが熾烈である．他の医師に資料を盗まれ，先んじて論文を出し抜かれてはとの危惧でもあるのだろうか？ 筆者にはその真意がよくわからない．

peer reviewはあくまでも患者の立場に立ち，患者の保護を最大の目的としているのであって，医師同士の批判を目的とするものではない．一医師個人の過ちや知識不足をお互いにただし合い，患者が不適切な医療に曝されることを防ぐ真の意味での患者本位の医療行為なのである．

professional courtesy（職業上の儀礼）は当然，お互いに尊重されなければならないが，医師同士の面子を慮りあうあまり，患者に対する明らかに不適切な医療行為を放置しあってよいはずはない．本邦では，そのような同僚同士の医療監視が成立しないばかりか，下手すると協調性に乏しい，礼儀を弁えない不埒な者として疎んじられたり，排斥されることも稀ではない．あるいはまた，人間関係が拗れたりする．いわゆるチーム医療のなかでの自由な臨床討論が成立しないのである．特に教授を頂点とする大学医局ヒエラルギーの中では，自由討論は禁忌であるとさえ言われる．教授の意見に逆らったり，反対を唱えようものなら「医局の風紀を乱す」輩として翌日には追放されかねない．

諸外国や沖縄県立中部病院のチーム医療のなかで育ち，自由闊達な討論のなかで揉まれて育った研修修了者たちが母校の医局に戻ったものの，その社会的予後の悪さが一時，取沙汰された事実とこの風潮は無関係ではないようである．

チーム医療を阻むもの，それは医局ヒエラルギーの悪弊であり，自由な討論を好まないいびつな上下関係を構築している日本の縦社会の風土である．

概論編

第3章 研修指導体制をどう構築するか
4．臨床研修プログラムにおける研修委員会のあり方

1 活発な研修委員会なくして良き教育環境はなし

　研修病院における研修委員会は管理者会議とは独立して，研修に関する一切の重要事項を討議，決定する責任機関であることが求められる．病院の経営や管理とは一線を画した研修事業の決定権を有し，大きな権限を賦与されることが望ましい．研修事業に関しては病院長と同等あるいはそれ以上の権限を与えられるべきである．独立した予算を与えられ，与えられた予算を自由に駆使して研修事業を推進することが保証されることが大切である．

　各病院の組織図には研修委員会が院内組織としてしっかり位置付けられ，委員会規約が病院内規約集におさめられているべきである．また，研修委員会にはその下部組織として，各種小委員会が設けられ，医局員のすべてがそのいずれかに属することを義務づけ，研修への大きな関心を醸成することが肝要である．医局員間に研修に関する温度差があっては良い教育環境は生まれてこない．

2 沖縄県立中部病院研修委員会はいかに運営されているか

　かつて筆者が在職した沖縄県立中部病院では以下のような組織で研修委員会は運営されてきた．

【沖縄県立中部病院研修委員会（参考）】
　臨床研修統括者：ハワイ大学プログラムディレクター
　研修委員会：研修委員長（院長），副委員長（副院長）
　小委員会：
　　各科教育責任者会議：議長（内科部長），副議長（外科部長）
　　プログラム検討委員会：委員長，副委員長
　　合同カンファレンス検討委員会：委員長，副委員長（院内合同カンファレンス，
　　　院外合同カンファレンス）
　　研修医，指導/コンサルタント医評価委員会：委員長，副委員長
　　研修カリキュラム検討委員会：委員長，副委員長
　　研修医健康管理委員会：委員長（感染症専門医），副委員長（精神科医）
　　離島医療支援委員会：委員長，副委員長
　　卒前教育/研修検討委員会：委員長，副委員長

指導ポイント	・研修委員会は，病院の経営・管理とは一線を画した決定権をもつこと ・研修委員会には独立した予算が与えられること ・研修委員会の下部に小委員会を設け，すべての医局員がいずれかに属すること

2004年度 新研修医
○○○○　様

2003年12月25日
○○○○病院
臨床研修管理委員会
委員長　○○○○

「ワクチン接種」勧告書

　当院における臨床研修では急性期小児感染症疾患などを多数扱うので，下記疾患に対する免疫を獲得していない研修医は罹患の危険にさらされる．また不幸にも罹患した研修医からは患者さんへの感染も危惧される．
　よって下記に挙げる疾患について「抗体なし」あるいは「不明」の場合は，できるかぎり早期にワクチンを接種することが望ましい．
　また，研修開始直後から観血的業務が始まるため「Ｂ型肝炎」感染防止のために，Hbs抗体陰性でHBワクチン接種歴のない場合は，研修開始前に２回以上HBワクチンの接種を終了していることが必須となる．
　ワクチン接種の意義は，研修医を予期せぬ疾患から守り，ひいては患者さんを守ることにもつながる．逆に罹患により研修中断に至った場合は，研修医本人にとっても研修病院はては社会的にも多大な損失となる．
　このワクチン接種は，これから医師として臨床に従事するものとして本人の責任において研修が始まるまでに済ますべきものであり，費用については自己負担となる．

　以上，必要なワクチン接種を怠った者は，臨床研修を許可できないことがある．
　なお，ワクチン接種を行わない者は，その理由を文章で研修管理委員会（委員長）へ提出しなければならない．
　また，実際の接種に際しては当院研修管理委員会（事務担当者）あるいは最寄の医療機関にご相談ください．

記

＜ワクチン接種が必要な感染性疾患＞
１．麻疹　２．流行性耳下腺炎　３．風疹　４．水痘　５．Ｂ型肝炎（HBワクチン）

（文責：中部病院研修医健康管理委員長　遠藤和郎）

図3-3 ◆研修医健康管理委員会の提案によるワクチン接種勧告書

　各小委員会はそれぞれ数人のメンバーを擁して活動し，月１回の研修委員会では小委員会委員長がそれぞれの活動状況を報告する仕組みがとられている．図3-3に例示するワクチン接種勧告書などは研修医健康管理委員会から提出された案が研修委員会で採用され，実行に移されたものであり，群星沖縄プロジェクトでも各病院に参考資料として提供されたものである．研修委員会は研修医にとってきわめて重要な組織であり，研修委員会の活発な活動なくしてはより良い教育環境は醸成されない．

3 群星沖縄の研修委員会はここが違う

　　群星沖縄病院群でも研修委員会を重視し，各管理型病院の研修委員長は多くの場合，副院長がその任に当たっている．群星沖縄においては2003年4月の病院群発足以来，2週に1度の割合で研修委員長会議を開催している．21医療機関で1つのプロジェクトを運営している関係で，各病院の研修委員長皆が等しく納得のいく方向のコンセンサスが重要である．したがって，メーリングリストを活用してお互いに情報交換を頻繁に行う一方，研修委員長会議において自由な討議を行う方式を採用している．

　　以下に群星沖縄事務局長 宮里による第40回会議報告を紹介し，どのような会議運営が行われているか，その実態を紹介する．

4 群星沖縄における臨床研修委員長会議の実際

> **第40回臨床研修委員長会議報告**
> 　【日時】2004年10月18日（月曜日）19:00～20:00
> 　【会場】群星沖縄臨床研修センター
> 　【出席】
> 　井上徹英，松田美都（浦添総合病院）　　國吉毅・普久原篤美（南部徳洲会病院）
> 　具志堅益一・池原盛弘（中部徳洲会病院）　下地勉・山城典子（中頭病院）
> 　仲程正哲・砂川智江子（沖縄協同病院）　　城間寛・島袋修（豊見城中央病院）
> 　真名井敦（大浜第一病院）　　　　　　　　久場睦夫（国立沖縄病院）
> 　池村冨士夫（同仁病院）　　　　　　　　　伊波久光（県立精和病院）
> 　真栄城尚志（新垣病院）　　　　　　　　　宮城則孝・比嘉久美子（平和病院）
> 　名城真治・豊里明（沖縄中央病院）　　　　喜友名琢也（海邦病院）
> 　宮城征四郎・新垣悦子・宮里達哉（臨床研修センター）
> 　【欠席】稲福徹也（浦総），石原淳（中頭），新垣安男・比嘉勉（沖協），金城
> 　　　　　治（大浜），大田裕一・瀬底長昭（平安），上村哲（上村）
> 　【司会】井上徹英 研修委員長会議議長（浦添総合病院研修委員長）
>
> 　　　　　　　　　　　　　　　　　　　　　　　　　　（所属は当時）

＜議　題＞

1．報告事項

　① 第11回理事長・院長会議の報告を事務局より受けた

　　宮城センター長より補足として，医学生の受け入れや臨床研修の向上において事務担当者の果たす役割が大きいため，その体制強化（例えば教育研究室の設置）についても研修委員長・事務担当者のところで現状認識と今後の発展方向につい

指導ポイント
・群星沖縄ガイドブックの作成 ・病院紹介セミナーへの参加の検討 ・研修成果発表のためのポートフォリオ大会開催 ・指導医講習会（FD）開催のお知らせ（ピッツバーグ大学 赤津晴子先生招聘）

てよく検討してほしいとのこと．

　　各病院間でとり交わす「研修医の出向契約」は11月の理事長・院長会議で決定予定のため各病院での検討をお願いしたい．

② 「マッチング組み合わせ決定」の結果集約について事務局より報告を受けた
　　◇発表
　　　10月28日（木曜日）14:00
　　　「マッチ者の氏名，出身大学」をセンターへ報告する．

③ 群星「ガイドブック」の作成状況
　　編集委員会での検討を下に7つの管理型病院をはじめ参加21施設から原稿が集まりつつある．具体的には編集委員会で推進する（第2回編集委員会10月18日20:00〜）．

2．協議事項

① 「臨床研修ポートフォリオ大会」の日程変更，会場，内容について検討した
　　◇日程の再検討
　　　会場確保の関係で12月22日（水）から変更し12月20日（月）に開催することに決定した．
　　　・18:30〜20:30　ポートフォリオ大会
　　　・20:30〜22:30　忘年会（関係者，研修医，理事長・院長にも呼びかける）．
　　　「ピッツバーグ第3次派遣団帰任報告」は忘年会の中で行う．
　　◇会場についての検討
　　◇ポートフォリオ大会開催要項案について検討
　　　冒頭挨拶として井上議長からポートフォリオ大会のねらいについて話し，各管理型から発表研修医1名の選出と発表準備を推進してもらうことにした．発表は一人10分で計6名が発表．自己の研修成果と当該病院の研修全体の様子についてもふれてもらう．発表後に若干の質疑応答を入れ，全体ディスカッションの時間をとる．全体講評は宮城センター長が行い司会は発表のない研修医を配置する．群星の指導医や職員に参加を呼びかける．

② 臨研病院セミナーin東京への参加について協議した
　　◇日時・会場
　　　11月23日（火）10:00〜17:00

医学生：先着1,500名，病院数約80病院

※事前打合せを11月22日（月）19:00集合して実施する．

◇プレゼンテーション担当

井上議長（準備は宮里も一緒に行う）

◇ブースの申込み数について

東京（2ブース），福岡（1ブース），大阪（1ブース）とすることにした．主催者からの宮城センター長の特別講演依頼については調整中である．

◇東京セミナーへの参加者について各管理型から報告を受け申し込みを行うことにした

③ Faculty Development関係について協議した

◇赤津晴子先生を招いての第19回FDの取り組み強化について

研修医，指導医とも各セッション最大参加を!!

研修医，指導医からの事前アンケートをピッツバーグへ送付済．

▽第1セッション（群星全研修医向け，関係者の見学可）

・日時：10月26日（火曜日）10:00～12:00（9時30分受付）

・会場：南部徳洲会病院医局会議室

・テーマ："What to learn and how？"

・司会（南徳シニアレジデントを配置予定）

▽第2セッション（指導医向け，県内の臨研病院にも呼びかけ中，医学生の参加も可）

・日時：10月26日（火曜日）6時開場，6時30分開演～8時30分

・会場：新垣病院大講堂

・テーマ："What to teach and how？"

・司会：真栄城尚志研修委員長

・座長：宮城征四郎群星センター長

※「アメリカの医学教育（続）」などのサインセールは希望者が殺到し時間がかかるので事前に20部程度サインしてもらうことにした．

※「赤津晴子先生歓迎交流会」の交流会会場について担当の中徳から提案があり確認した．

◇第20回FD

※業者とタイアップ．

・日時：11月1日（月曜日）当番病院

・会場：北中城若松病院

・講師：福井医科大学救急医学教授 寺沢秀一先生（中部病院OB）

・テーマ：「ERにおける心得」

・ポスター別紙

> **指導ポイント**
> ・研修医評価の統一化
> ・後期研修のためのアライアンス病院の要請
> ・群星事業計画の検討

※12月はFDなし．2005年度の予定は，感染症の青木先生（中部病院OB）は1月17日（月）で決定（業者とタイアップ）．2月18日（金）に広島大の谷川教授（ピッツバーグ大OB），稲福徹也医師（浦添総合病院総合診療部長），高柳友子先生（中部病院OB）要調整．

④ **研修医評価表・指導医評価表案について検討した**
・「研修医評価票」の内容を確認しさっそく各病院で活用してもらうことにした
・「指導医評価表案」については事務局（宮里）まで意見を出してもらうことにした

⑤ **後期研修プログラムのアライアンスネットワークについて意見交換した**

宮城センター長から例として，後期研修に関してアライアンスを組む場合の呼びかけ文について紹介があり読み上げた後，討議した．全国で後期研修の実績がある10病院ほどとアライアンスを組めればいいのではないかとのことであった．いずれにしても全員を群星の中だけで育てることは物理的に困難なためアライアンスは必要ではないか．その背景として各科の体制や症例数の問題，大学派遣との関係もある．

群星の中の状況としては，研修医たちからひきつづき後期研修も群星でやりたいと要求が強いがまだ方針を打ち出せていない．一方では初期研修は群星でできなかったが後期研修は群星でできないかという全国からの問い合わせもある（宮城センター長が県外の教育病院先で縷々問い合わせを受けている状況）．

引き続き後期研修の整備について検討していくことにした．

3．その他

◇**会議，スケジュール関係を確認した**

（文責：群星沖縄臨床研修センター事務局長 宮里達哉）

**初期臨床研修指導の
実践ガイド**
いかに良医を育てるか

実践編

第4章	臨床研修における双方評価	44
第5章	ベッドサイドにおける臨床指導の実際	59
第6章	ベッドサイドにおける教育回診の実際	92

実践編

第4章　臨床研修における双方評価
1．指導医による研修医の評価

　上下関係の明らかな日本の社会では上司が部下を評価することは，半ば，当然であってなんら違和感はない．学校の先生が生徒を評価するのはむしろ義務であって，仕事の一部である．
　臨床教育の中でも指導医の研修医評価はそれぞれ方法に違いはあるにしても，多かれ少なかれどこでも行われ，後期研修への選考，職員採用時の選択などの手段として用いられている．

1．研修医の評価は姿勢に重点を

　初期研修においては医療人としての態度や患者への共感，面接技法，患者・家族および医療仲間とのコミュニケーションなどに評価の重きがおかれる．医療の知識や技量などのコンピテンスはこの段階では未だあまり重要視されない．むしろ，カンファレンスには時間通りに出席しているか，勉強会の準備状況はどうか，活発な討論に参加しているか，学習態度はどうか，症例のプレゼンテーションは基本に忠実か，患者を十二分に理解して，わかりやすくまとまっているかなどが問われる．診療録の記載，退院要約の完成率，その他，研修医の評価基準はあくまでも研修の姿勢に集約される．臨床能力や知識の多寡を求めるのは初期研修では時期尚早である．
　なお，群星沖縄プロジェクトでは研修委員長会議による討論を通じて決定した図4-1のような各病院共通の評価表で指導医による評価を実施している．

2．適性を欠く研修医

　最近は偏差値教育の中で受験戦争を勝ち抜いたいわゆる偏差値人間が大挙して医学部へと進み，医師としての適正に欠ける者が自分も周囲も全く気付かないまま6年間の医学教育をすり抜けて卒業し，国家試験をも簡単にすり抜けて医療現場に送り込まれることが稀ではない．試験にはめっぽう強いが，人との対話がほとんどできないといった者や，学生の頃からすでに半ばアルコール中毒よろしく朝から酒を食らって，学校に出てこない輩もいると聞く．あるいはまた，体内時計が生来異常で朝起きができず，やっと昼頃に目覚め，夜になると目が爛々と輝いてゴキブリのように病院に出てきて，熟睡中の患者を叩き起こしては診察を始

指導医による研修医評価(指導医提出用)

○研修医氏名:　　　　　　(所属施設:　　　　　　　)
○研修期間　:　平成　　年　　月　　日～平成　　年　　月　　日
○評価日　　:　平成　　年　　月　　日
○研修施設・研修科:　　　　　　・
○評価者:

4	3	2	NA
研修医とは思えないほど優れている	研修医として十分なレベル	今後さらに努力が必要	情報が不十分で評価困難

[患者の診療]
　病歴を適切に聴取できる……………………………………………　4　3　2　NA
　身体診察が正確に行える……………………………………………　4　3　2　NA
　プロブレムリストを的確に作成し病態に結びつけることができる…　4　3　2　NA
　検査・初期治療計画が適切に立てられる…………………………　4　3　2　NA
　患者とその家族の要望や意向をくみ取ることができる……………　4　3　2　NA
　緊急度の高い順に迅速に問題に対応できる………………………　4　3　2　NA

[診療録の記載・プレゼンテーション]
　診療録がきちんと記載できる………………………………………　4　3　2　NA
　プレゼンテーションはポイントを押さえて要領よく行える…………　4　3　2　NA

[医師としての職業的態度]
　患者・家族に対して思いやりをもって接し共感を示すことができる…　4　3　2　NA
　周囲のスタッフと良好なコミュニケーションがとれている……………　4　3　2　NA
　時間に正確である……………………………………………………　4　3　2　NA
　常に信頼できる………………………………………………………　4　3　2　NA

[知識 / 学習態度]
　基本的医学知識を十分に有する……………………………………　4　3　2　NA
　教科書や文献を自ら積極的に読み知識を得ている………………　4　3　2　NA

[自由記載欄]
　優れていた点

　努力が必要な領域

　　　　　　　　　　　　　　　　　評価者のサイン

図4-1 ◆ 群星沖縄の指導医による研修医評価表

めたり，はたまた検査手技をしたりする社会的には狂人に近い研修医もときには見受けられる．すなわち社会適合障害者であり，評価以前の医学生であり，研修医たちである．なかなか軌道修正が難しく，指導医を手こづらせ，たちまち研修委員会にその名が挙げられてくる．医師として不適正ではあっても悪意がある訳ではないので一層，とり扱いが厄介なのである．このような研修医の評価は当然のごとくきわめて低い．

3．評価の低い研修医をどうするべきか

　問題はそこからである．即，追放するという結論にはできない仕組みが今回の初期研修必修化である．マッチングを通じて採用された以上は２年間の教育義務が病院側に発生する．途中で他の病院のプログラムへ転出することが協力関係の締結がなければ不可能なのである．したがって選抜時の選考方法に問題はないのかという議論が各病院で生まれる．

　多くの人気の高い研修指定病院や大学では選抜試験を課すのが一般的である．しかし，ここでも社会不適合症候群の研修医たちはうまく試験をすり抜けてくることが多い．短時間の面接を通じて網に掛けようにも掛からない．自然，選択した選考委員の罪が問われることとなり，研修委員会は大騒ぎに見舞われる．

　こういう場合の研修指導医たちの意見は大きく次の２つに分かれる．なんとか自分の目の前から消えてくれるように画策するグループ．**自らが選んだ責任をとり，なんとか最後まで面倒をみる態度を堅持するグループ**である．

　筆者自身は従来，常に後者の態度を選択してきた．彼らを追放することはあるいは簡単かもしれない．しかし，彼らはすでに国家試験に合格したれっきとした医師である．医師免許がある以上，彼らは医師を辞めて職業替えするということは決してあり得ない．であれば，彼らは必ず追放後，どこかの医療社会で同じような迷惑をかけることになろう．大局的にみれば日本の医療社会は一つである．迷惑をかける場所が変わったからといって，何の改善が得られようか？　ならば，選抜した当該病院が幾許かの努力を重ねて少しでも彼らの医師としての質の向上に寄与すべきではないのか？　という意見を述べ続けてきたつもりである．

　彼らの背後には常に患者がおり，国民がいる．その**受療者たちのためにも熱心な指導を続け，社会への彼らの迷惑を最小限にくい止めるべく指導し続ける態度を放棄してはならない**と考えている．研修医の評価・選択は入職以前に厳密に行うことが重要であり，マッチングの後ではすでにtoo lateなのである．

指導医のよくあるQ1

無気力なやる気のない研修医の場合，一体，どう付き合えばよいのでしょう？無視してもよいでしょうか？

ドクター宮城のA

やる気のない研修医は臨床の面白さ，大切さ，奥深さが未だわからないのです．指導医は臨床の奥深さと大切さを十二分に認識し，それをきわめる楽しさを自らが知る必要があります．指導医が活き活きと臨床にとり組んでいる姿は必ずや，研修医を感動させ，やる気を起こさせます．ピッツバーグ大学で行われている指導医セミナーでは「指導医は研修医にまず，臨床の素晴らしさと面白さをinspireしなさい．知識や技術の教育はその後でよい」と教えられます．誠に至言だと思います．無気力な研修医を導いて良医に育てることこそが本当の教育だと知るべきなのです．

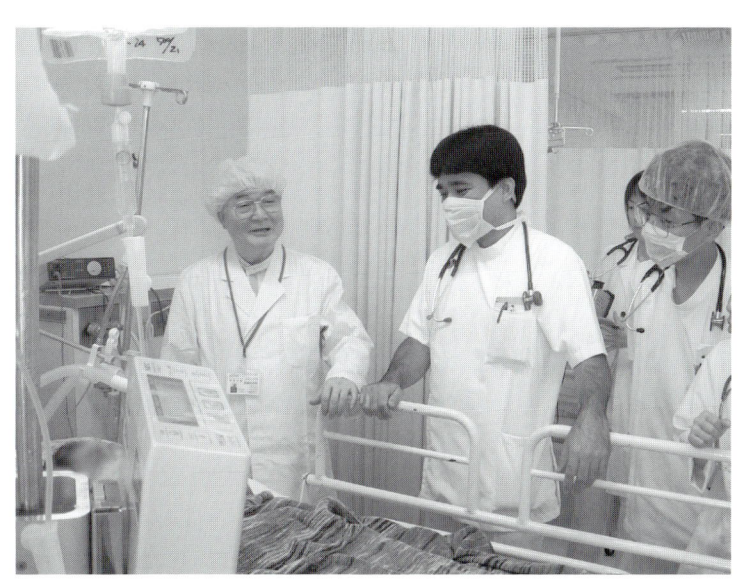

◆ICU重症患者の回診◆

実践編

第4章 臨床研修における双方評価

2．研修医による指導医の評価

　指導医を研修医が評価する場合，研修医側にはかなりの抵抗がある．自らの評価が指導医に知られた場合の反応を危惧するからである．正直，評価が高い指導医の場合にはなんら問題はないのであるが，低い評価を提出する場合，可及的に自分の評価だと指導医に知られたくないという気持ちが働くのは，日本社会にあっては自然であろう．したがって研修医による評価をコンピュータ入力する工夫などにより個人が特定されない配慮が各病院の研修委員会でとられているのが現状である．

1．指導医の評価対象

　評価の対象は概して，指導医の意欲と情熱，権威主義的でない気安さ，感情的で無意味な叱責の有無，研修医の人格の無視，自由な討論の許容，質問に対する明確な答え，研修医とともに悩み，研修医とともに患者診療に従事する姿勢，問題解決の方法の指導，カンファレンスやセミナーのもち方などである．研修医を鼓舞し続けてくれているか，むしろ意欲を削ぐような言動がないかなどが常に問われる．

　なお，当プロジェクトでは図4-2のような共通の評価表を用いて研修医による指導医の評価を実施している．

2．批判される指導医とは

　筆者の長い臨床指導管理の中で研修医たちから拾い上げられた指導医批判のなかにはいろいろな不適切な事例が散見される．曰く

「指導医自身の情緒が不安定で，指導方法に一貫性がみられない．同じ医療行為に対してもある日は褒められたのに，その翌日はボロクソに怒られた．まるで感情的な指導だ」

「ちょっとしたミスを起こしたという理由で頭をこづかれた．親にも一度も叩かれたことがないのに，この教育法は一体，何なのだ？　悔しい」

「問診や検査が不十分だといって，カルテを投げられた」

「手術中，牽引が下手だといってメスを投げられた，また，足で蹴られた」

研修医による指導（医）に対しての評価（研修医提出用）

○研修医氏名：　　　　　　　（所属施設：　　　　　　　）
○研修期間　：平成　　年　　月　　日～平成　　年　　月　　日
○評価日　　：平成　　年　　月　　日
○研修施設・研修科：　　　　　．

4	3	2	1
非常に満足	おおむね満足	あまり満足していない	不満足

1．指導を担当した医師は何名ですか？　　　　　　　　　　　　名
2．研修医は他に何名いましたか？　　　　　　　　　　　　　　名
3．研修医としての位置づけは明確ですか？　1．明確　2．不明確　3．どちらともいえない
4．受け持ち患者は平均（現時点で）何名くらいですか？　　　　名
6．総受け持ち患者数（当該科ローテート期間中）　　　　　　　名
7．以下の項目で当てはまるものに○をつけてください

	4	3	2	1
	非常に そう思う	やや そう思う	あまり そう思わない	全く そう思わない

［項　目］
・臨床研修・教育に関する熱意が指導医から感じられた……… 4　3　2　1
・研修医の立場が尊重され質問しやすい雰囲気がある……… 4　3　2　1
・自己の知識やスキルに関してフィードバックが得られた…… 4　3　2　1
・疑問に対して答えが明確である．あるいはどのように
　答えをみつけたらよいかともに悩み指導を受けた………… 4　3　2　1
・臨床上の問題解決のための考え方が学べた……………… 4　3　2　1
・教育的カンファレンスやセミナーが充実していた………… 4　3　2　1

8．研修期間中良く指導したと感じる指導医・上級医の名前を挙げてください（何名でも）

9．今回（当該科）の研修の優れた点を書いてください

10．研修をさらに良いものにするには具体的にどのようなことが必要でしょうか？

11．ここでの初期研修を医学生にすすめますか？
　　4．非常にすすめる　3．ややすすめる　2．あまりすすめない　1．全くすすめない

12．その他・自由コメント

実践編　第4章　臨床研修における双方評価

図4-2 ◆群星沖縄の研修医による指導医評価表

「お前は馬鹿だ，アホだ，魯鈍だなどとさんざん罵倒された」
「お前は医者の屑だ，駄目医者だと何時間も言われ続けた」
「お前は顔も悪いうえ，頭も悪いと言われた」（女性研修医）
「患者を前にして怒鳴られた．『こんなことをしていたらこの患者は間もなく死ぬぞ』と喚かれた」
などであり，はたまた
「腐った魚のような目をしやがって，本当にやる気があるのか！と怒鳴られた」
「研修医の自分が納得できない無意味な検査を毎日，何日も続けて強要された」

まだまだいくらでもある．一部の指導者たちは一時の感情にかられて気軽に研修医を罵倒したり，足で蹴ったりしているようであるが，研修医がそこで受ける精神的トラウマは計り知れない．研修医が良医に育つことを目的として臨床教育をしているはずなのに，このような指導医は研修医の意欲を削ぎ，むしろ研修を邪魔しているのと変わりはない．

3. 指導医のあるべき姿とは

指導医たる者はもっと大局的な見地に立って，彼らの将来の良医としての社会貢献を期待しつつ，真剣に指導に励まなければならない．研修医指導は単なる戯れや遊びではないのである．そこには大きな社会的使命があり，責務がある．

指導医学習をほとんど受けずに指導医の責務を負わされている日本の従来の医療社会のあり方にも大きな問題があろうが，研修必修化を期して自らを改革する

表4-1◆良き指導医とは？

❶ 患者に対して親切で思いやりのある医療を実践し，医療に対して謙虚である
❷ medical intelligence, medical ethicsに意を用いる
❸ どの分野に進むにしろ，基本に忠実な幅広い総合的基礎知識を身につける
❹ 患者を単に1臓器としてでなく，全人的に診療し，その患者が持つすべての臨床的プロブレムに関心を抱き，それらを解決する
❺ 自身が有する知識と技術を後輩にすべて伝える
❻ 後輩の臨床的成長を決して邪魔しない，いや，むしろ支援する
❼ わからないことは知らないと言い，研修医とともに学び，日々成長する
❽ その日に生じた臨床的疑問点はその日のうちに文献検索により解決する
❾ 専門医だからといって，自分の専門分野以外に無関心にならない
❿ どこの病院，どこの地に赴任しても当直と救急を担いうる
⓫ より良い研修システムの構築に強い関心を示し，協力する
⓬ 院内のカンファレンスには積極的に参加し，これを支える

必要がある.「俺たちの時代にはほとんど臨床教育などはなかった,先輩の後姿を見,知識と技術を盗みながらここまで来たのだ.お前たちは贅沢だ,甘えるのもいい加減にしろ」などとうそぶく指導医をときに散見する.そういう自覚のない指導医は単に研修医に指弾されるだけでなく,院内全体からも指弾され,最終的には国民にも指弾を受けるばかりでなく,社会的に自然淘汰される運命にある.

　研修医の指導医評価にはかくも重要な社会的意義が内包されているのである.群星では良き指導医とは表4-1のような条件を備えている医師のことと理解している.

指導医のよくあるQ2

明らかに指導医の方に知識の誤りがあると思われる場合でも,それを指摘できるような雰囲気ではありません.一体,どうしたらよいのでしょうか？

ドクター宮城のA

どこの研修病院にでもみられる光景です.確かに研修医として指導医の非難は控えるべきですが,明らかな誤りを指摘することは,患者保護のためにも断行しないといけません.それがpeer reviewです.その場合,正しい答えが書かれている文献を例示してただすことが求められます.しかし,professional courtesy（職業的儀礼）を欠かないように,社会人としての配慮がなければなりません.むやみに指導医を傷つけるような言動は慎むべきです.

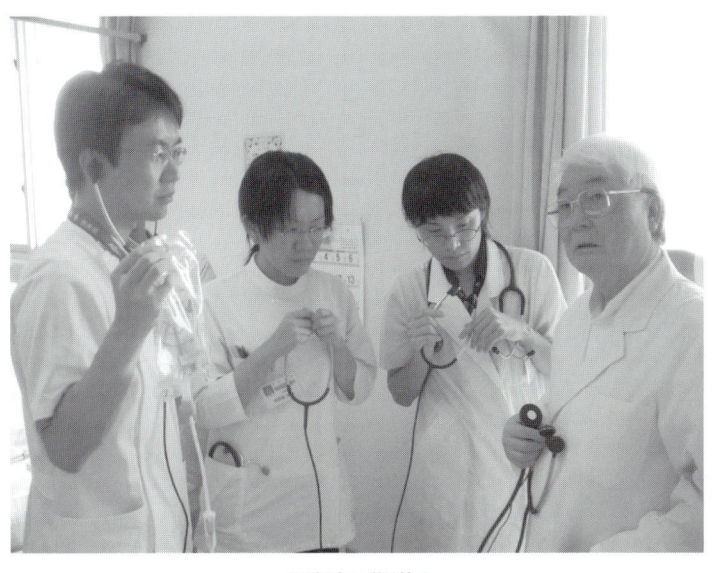

◆聴診の指導◆

実践編

第4章 臨床研修における双方評価
3．研修医の身分と労働環境

1．研修医は労働者である

　厚生労働省は今回の初期研修必修化の導入を期して，研修医の身分を明確に「労働者」と位置付けた．したがって研修医に対して時間外労働に対する対価，当直手当の支払いが義務付けられている．1週間の労働時間を可及的に44時間以内に制限することも規定された．米国ではACGME（Accreditation Council for Graduate Medical Education）により週最長80時間以内と規定されている．従来の研修医たちの劣悪な労働環境，無視されてきた身分の保障からみれば格段の進歩である．しかし，問題は果たしてこのような短時間労働の研修で必修カリキュラムを修得できるのであろうか？　大いに疑問が残るところである．

　平成14年の厚生労働省調査によれば，研修病院における研修医の平均労働時間は大学内外を問わず，週平均5.2日，44時間以内の労働に納まっている（**表4-2**）．しかし，これは表向きの数字であって，必ずしも実態を反映しているとは思えない．例えば筆者が31年間，籍をおいた沖縄県立中部病院でも，研修募集要項便覧には研修医勤務時間規定に「原則として朝8：30〜午後5：15の週日勤務（月曜から金曜まで）」と記されていた．実際に研修に従事した医師たちから，この規定は実態にそぐわないという苦情があり，「ただし，患者の容態によっては時間超過を余儀なくされる場合がある」という追加規定を書き加えた経緯がある．

表4-2 ◆日本における研修医平均勤務時間（平成14年厚生労働省実態調査）

区分	臨床研修病院		大学病院	
	日／週	時間／週	日／週	時間／週
国　立	5.3	35.7	4.9	40.2
公　立	5.0	42.6	4.9	38.3
公　的	5.3	45.8		
私　立	5.4	47.4	5.6	42.9
全　体	5.2	43.9	5.2	41.5

2．米国の研修医の労働環境

かつて厳しい労働環境下での研修が評判であった米国でも，研修医の過労死，あるいは過労による医療事故の頻発により，1989年にまずニューヨーク州においてベル委員会規則が制定され，受療者保護の目的に沿って以下のように謳われるに至った．

ベル委員会規則（ニューヨーク州法，1989）[1〜3]

① 外科以外の研修医の労働時間は週に80時間を超えてはならない
② 連続勤務時間は1回の勤務につき24時間を超えてはならない
③ 勤務と勤務の間は少なくとも8時間は空ける．7日ごとに少なくとも24時間の休暇を与える
④ 救急室勤務の研修医は連続勤務時間が12時間を超えてはならない
⑤ 1日24時間，常に指導医の監督を受ける

至極，当たり前の労働規約であるが，実はこのような原則さえ従来は研修医に適用されていなかったのである．

さらに，2003年になって，臨床研修ではつとに有名な米国のジョンズ・ホプキンス大学病院とエール大学医学部附属病院が，研修医の労働規約を遵守していないという理由でACGMEにより突然，臨床研修病院指定をとり消されるという衝撃的な事件があり，全米の臨床研修病院を震え上がらせた．

その際にACGMEは以下のような勧告を全米に向けて発信している．

ACGME勧告[4]

① 研修医は病棟研修時の当直は3日おき，週80時間以上入院患者の診療に当たってはいけない
② 1年目研修医は，24時間で新入院患者は5人まで，48時間以内で8人まで，1時期の全受け持ち患者数は12人を超えてはいけない
③ 週に必ず1日の休暇をとる

②については主治医制による研修システムを敷く多くの日本の研修病院ではあり得ない事項であろうが，沖縄県立中部病院のようにチーム医療をとり，活発な救急医療に従事している研修病院などではまま，あり得ることなのである．

1989年に『The Intern Blue: The Private Ordeals of Three Young Doctors』[5]

を表して研修医の過酷な実態を暴露したRobert Marionは1997年にベル委員会規則発足後の研修医の実態がどの程度改善したかを検証する目的で,『Rotations』[6]（邦訳『アメリカ新人研修医の挑戦』[7]）という著書を上梓して再び全米に疑問を投げかけた．それによると以下のような実態が浮かび上がった事実を嘆いている．

研修医のその後の労働実態（Marion, R.）

① 当直回数は4日に1回と改善
② ただし連続勤務時間は30時間前後
③ 当直の翌日は建前上は午後から休みだと規定されているが，必ずしも守られていない
④ 研修医が受ける指導医，コメディカル，その他の職種との人間関係による葛藤の増加
⑤ 研修効率はむしろ悪化
⑥ 最大の問題は受療者のケアが大幅に悪化している

すなわち，労働時間は確かに以前に比して多少は改善しているものの，規則からはなお，大きくはみだしており，必ずしも遵守されているとはいえない．

むしろ以前に比して悪化している点は各職種の人々との人間的葛藤であると述べている．指導医たちのいじめは以前にも増して一層激しくなり，コメディカルは研修医に対して大きく反発している．検査技師と些細なことで喧嘩でもしようものなら，提出したはずの緊急検査の結果が2～3日も戻ってこなかったり，エレベータガールの意地悪により1年間，毎日12階の階段をかけ登らされた研修医の実態などを紹介している．

さらに嘆かわしいこととして研修効率の悪化と受療者のケアの大幅な悪化を挙げている．

このような実態を踏まえて，彼は以下のような提案を投げ掛けた．

改善策の提案（Marion, R.）[6]

① ベル委員会規則の撤廃と新委員会の召集
② 研修医に関係のあるすべての職種のメンバーを委員に加える
③ 週50～60時間，12時間以内連続勤務のスケジュールの作成
④ ナースプラクティショナー[注1]や医師助手[注2]の数多い配置
⑤ 研修医のストレス軽減のための方策の模索
⑥ 研修システム全体の見直し
注1，2）特別な教育を受け，医師に近い仕事に従事する看護師その他の医療従事者

すなわち，研修システムは医療人すべての合意の下に規則を定めるべきであって，医師のご都合のみで決めるべきではない．全職種の人々が応分に満足して研修医教育に積極的に協力できるような規則の締結でなければ意味がない．研修医のみに労働環境の改善を与えても，他職種の反発を招くだけである．研修システム全体を見直し，他職種の労働環境改善にも配慮し，すべての職種が納得のゆく研修規則を制定することが順当であると．

　同様な現象は今回の日本における初期研修必修化にも言えることである．突然，ある学年を期して身分と生活の保障を得た研修医に対し，先輩研修医や指導医が矛盾を感じて大きく反発し，研修医いじめに奔走することは大いにあり得ることである．研修医のみに与えられた好条件下の教育環境に，彼らを取り巻く社会環境が果たして納得しているであろうか？

　今，日本は研修制度の改革を足場に，医療界全体の見直しが労働環境の改善を通して強く求められているのである．

指導医のよくある Q3

研修医は午後5時になると，当直でもなければ当然の権利のごとくさっさと帰宅するが，本当にそのようなことが許されるのでしょうか？ 甘やかされ過ぎでは？

ドクター宮城の A

厚生労働省が研修医を労働者と定義した以上，労働基準法に則った彼らのとり扱いが求められます．時間外の就労に対してはその対価を支払う義務が生じます．彼らの医師としての診療能力や収益上の成果とは無関係に対価を支払わなければなりません．われわれの時代には自主研修として時間外に病院に残る自由が与えられていましたが，今後は違います．自主研修やサービス残業は許されないのです．病院側は彼らが担当する患者のケアが損なわれない方策を講じなければなりません．また，彼らが限られた勤務時間で十分な研修成果が上がるシステムを構築しなければなりません．自分たちが育った厳しい教育環境を彼らに強制することは時代錯誤なのです．教授より先に平気で帰宅する彼らを非難することはできません．先輩より先に帰宅する彼らを怠け者と誹る権利はありません．用事もないのに先輩に遠慮してだらだらと遅くまで職場に居残っていたわれわれの時代の方が，むしろ異常であったと認識すべきなのでしょう．

文献

1) Dine, D. D. : New York adjusts to restricted resident hours. Mod Healthc, 19 (4) : 36-37, 1989
2) Asch, D. A. & Parker, R. M. : The Libby Zion case. one step forward or two steps backward ? N Engl J Med, 318 (12) : 771-775, 1988

3) Petersdorf, R. G. & Bentley, J. : Residents' hours and supervision. Acad Med, 64（4）: 175-181, 1989
4) Killelea, B. K., et al : The 80-hour workweek. Surg Clin North Am, 84（6）: 1557-1572, 2004
5) Marion, R. : The Intern Blues : The Private Ordeals of Three Young Doctors. William Morrow & Co, 1989
6) Marion, R. : Rotations : The Twelve Months of Intern Life. Harpercollins, 1997
7) ロバートマリオン：「アメリカ新人研修医の挑戦－最高で最悪の12カ月」．（田中芳文 訳），西村書店，2004

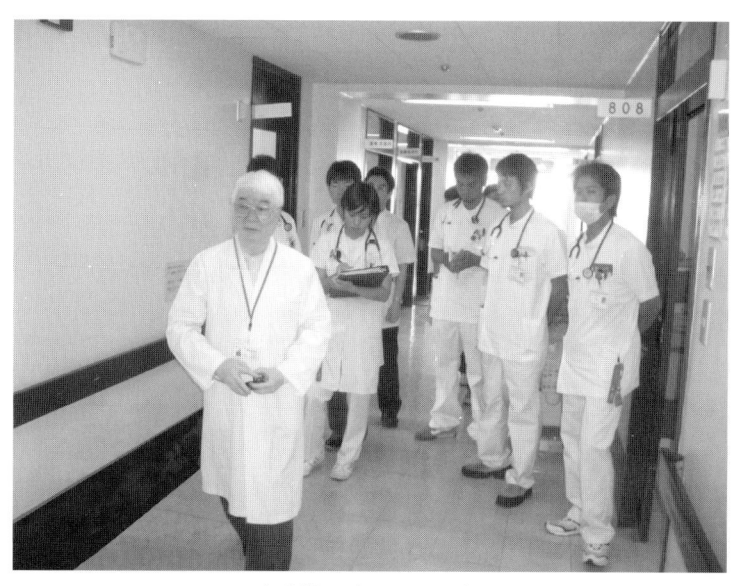

◆病棟回診スタート◆

実践編

第4章 臨床研修における双方評価

4．日本の指導医の労働環境

1．指導医のマンパワー不足

　ある調査によれば日本の患者1人当たりの医療従事者数は米国の1/12，OECD29カ国の1/6である[1]．ただし，日本の病床数は他国に比して急性期病床数で米国の4倍，慢性病床数で2倍である[1]．このような事情で病床数に対する医療従事者数は本邦では絶対的に不足している．2003年，日野原重明氏の日米医学部内科指導教官数比較調査資料[2]によればその差は歴然としている（表2-1，p.26）．ハーバード大学と東京大学の指導医数比較で見ると13：1の差であり，旭川医科大学との比較では実に50倍弱の差なのである．

　このような圧倒的なマンパワーの差のなかで，果たして欧米並みの臨床教育が成立し得るのであろうか？ 特に大学の指導医たちは自らも患者ケアに携わりながら，研修医の指導，学生の教育，そして文部科学省からの研究費獲得のための論文作成によるインパクトファクター点数にしのぎを削るという超多忙な業務を強いられている．日本国民はこの実態を果たして知悉しているのであろうか？ 日本のマスコミはこの現実をどう捉えているのであろうか？ 日本の政治家はこの実態を放置していてよいのだろうか？ 日本医師会は？

　医療者の労働環境問題はこの事実を無視しては進展しない．翻って研修医に目を転ずると，米国の1ベッド当たりの研修医数は日本の6倍である．日本の研修制度と医療システムの現状では研修医数の増加は各医育機関の経営を圧迫する．したがって指導医数および研修医数の増加は望むべくもない．必然的に本邦の医療従事者の労働時間は長時間を余儀なくされる道理である．

　このような状況下で果たして研修医の労働時間の短縮は可能であろうか？ 研修医のみの労働時間の短縮は，当然のことながら他の職員，特に指導層の労働時間の延長に繋がる．それで他職種の人々が本当に納得するのであろうか？

2．今こそ改革のとき

1 チーム医療を導入せよ

　研修医の労働問題は同時に医療システムの根幹に関わる重大な要素を孕んでいる．最も重要なことは研修医の労働環境にばかり目が注がれて，彼らの肝心の研

修の目的が損なわれることがないように，また，その延長線上にある患者ケアが退歩しないように配慮することである．そのためには本邦でも主治医制度のあり方を見直し，今一度，チーム医療の導入を真剣に考える時期に来ているものと思われる．

2 指導医のための予算増額

また，厚生労働省が研修制度をさらに一歩押し進めて，教育に携わる指導医層のマンパワー確保のための予算を大幅に増額することである．

米国においてレーガン大統領が1983年に下したという大英断，すなわち研修医１人当たりの研修教育費年額1,400万円という巨額の予算措置をぜひ，参考にしていただきたいものである．前述した日米大学病院教官数比較に現れた大きな格差は，この国家による研修教育費予算の差に根ざしている．

本邦の国民が真に明日の良医育成を望むのであれば，今，医育機関の指導医層に課せられた過酷な現状を直視し，他人事ではなく，自らの医療問題として研修制度のあり方に大きな関心を寄せるとともに，社会問題としての改革支援に立ち上がる必要があろう．

文献
1) 濃沼信夫：「医療のグローバル・スタンダード」．ミクス，2000
2) 日野原重明：ボストンに見るアメリカの医学・看護学・医療事情の現況〔1〕．医学界新聞，2576：2004

実践編

第5章 ベッドサイドにおける臨床指導の実際

1. 必要な基本的知識と手技の指導の実際（What to teach and How？）

1. 問診，身体所見，バイタルの読みおよび自覚症状の生理学的解釈法

　臨床の最も基本的な入り口である問診，身体所見および急性疾患における生命徴候の解釈を重視しない臨床は，所詮，基礎工事のない高層ビルの建設と同じである．前述のごとく問診だけで内科的疾患の6割はほぼ臨床診断がつき，身体所見を補えば8〜9割は病態の見当が得られるというのが世界共通の認識である．

　検査中心主義の本邦では研修医のプレゼンテーションに際し，問診の詳細を省いて検査の結果ばかりを重視する傾向があるが，大きな間違いであり，由々しきことである．指導医は研修医が報告する問診に熱心に耳を傾け，その不足を補い，果たして全人的にアプローチする態度が示されているか否かをチェックすることが最も重要である．

問診チェックのポイント

☐ 現病歴は必要かつ十分か　　　　☐ 既往歴はすべて網羅しているか
☐ 既往歴に含まれる生活習慣病を中心とする疾患群を逐次学ぶ態度があるか
☐ 職業歴　　　　　　　☐ 生活歴　　　　　　　　☐ 家族歴
☐ アレルギー歴（薬剤，植物環境因子，動物など）
☐ 家族構成は？　　　　☐ 家族内の葛藤は？
☐ ネグレクトは？　　　☐ 患者にとってのキーパーソンは？
☐ 嗜好　　　　　　　　☐ 海外渡航・移住歴や動物飼育歴など

抜けていればこれらを補う

　身体所見は病歴にそって関連した部位に重点をおいてチェックする．特に研修医が報告する身体所見の正否を病床において直接，指導医自身がチェックする．誤りがあればこれをただす．バイタルの病態・生理学的解釈は必ず研修医とともに行う．

　回診における指導医の役割は無数にあり，その一つ一つをこつこつとこなしていくのが指導上の義務であり，責務である．その詳細については「第6章 ベッドサイドにおける教育回診の実際」の項（p.92）で述べる．

> **指導医のよくあるQ4**
> 実際のところ，研修医も指導医も問診や身体所見などにそんなに時間をかけていたらほかの仕事ができません．問診などは通り一辺でよいのでは？
>
> **ドクター宮城のA**
> それは臨床の神髄を知らない人の考え方です．人間の疾病はその人生や生活を背景にして発症するのであり，その患者自身を十二分に理解することなしには病態の理解は得られません．問診のなかに疾患の理解への答えが必ず存在することを指導しなければなりません．疾病や病態が浮かんでこない研修医のプレゼンテーションでは，必ず，病歴に何か重要な欠陥があることを経験します．不足が補足された瞬間にある診断に結びつくものです．

2．カルテの記載方法（discharge summaryを含む）

　研修医のカルテのレビューは指導医にとって必須である．多忙を理由に怠ることは決して許されない．

　最近は電子カルテの導入が盛んであり，以前によく見受けられた読み難い文字の羅列は避けられるようになった．

　カルテの記載が基本に沿い，誰にでもわかりやすい順序立った構成になっているか否かをチェックする．

　カルテは決して担当医のみのものではなく，チームのものであり，病院ひいてはコミュニティーのものである．特に担当医が不在時の深夜に当直医や看護師が急変した患者のカルテを一読して，何が起こったのかを即座に判断できるように記載しておくことが重要である．

> **カルテチェックのポイント**
> 1．患者にとってのキーパーソンは誰か？
> 2．problem listの作成
> 3．問題点の整理
> 4．問題点の病態生理学的，病理学的解釈の記載
> 5．問題点に沿った優先順位重視の必要最小限検査の指示とその結果の解釈
> 6．problem listに沿った日々のprogress note
> 7．当直医のためのoff duty note
> 8．担当を交代する際のoff service note
>
> などなど．指導医のカルテチェックはこのような項目に力点をおく．
> ※病院ごとに定められた書式に則って退院要約を迅速に完成する

3．動・静脈血採血法，血液培養法

　動・静脈血採血法，血液培養法は初期研修に必須である．割り振られた病棟のすべての動・静脈血採血を少なくとも1カ月間，義務付けて行わせればただちに採血技術は修得される．

　病院によってはこれらの技術修得後も1年間，1年次研修医に毎日，義務付けているところもあるようであるが，それは研修医にとっては過酷な業務というべきであろう．

　1カ月もあれば修得できる手技を年余にわたって義務付けられることは，単なる労働力としての役割を担うに過ぎない．動脈血採血ですら自分の担当患者については当然としても，病棟全体の患者を長期的に対象にすることは研修にとって無意味である．まして，静脈血採血，血液培養においておやである．血液培養は手技を覚えれば，むしろその後は適応基準の再確認の方が大切である．すなわち，38.5℃以上の発熱と悪寒戦慄，白血球＞12,000または＜4,000，抗生物質の静脈投与の前，または強く敗血症，髄膜炎，骨髄炎，化膿性関節炎，未治療肺炎などが疑われる場合および膿瘍または細菌性心内膜炎などを除外すべき不明熱などの場合である．

　また，動脈血ガス分析（arterial blood gas：ABG）の解釈は手技そのものよりもさらに重要である．ここでは生命徴候と併読することが強調されなければならない．特に呼吸数の記載のない動脈血ガス分析はほとんど臨床上無効である．

4．心電図，動脈血ガス分析（ABG）の読み方

1 心電図

　12誘導心電図を研修医自らとる訓練をし，生命に危険を及ぼす不整脈や急性心筋梗塞の波形，電解質異常に伴う特異な心電図所見などの読み方を指導する．また，以下のような不整脈をみたら循環器専門医にコンサルテーションするように指導する．

循環器専門医にコンサルトすべき場合

- 持続するVT
- 標準治療に抵抗・反復再発し，あるいはrate controlが困難なAF
- 非持続性VTで器質的心疾患の疑い，または即時診断例
- 症候性SVTで適切な薬物治療に抗してコントロールが不良で再発を反復し，ablationが最適と判断される場合

- 症候性の洞性徐脈
- ２度のAV block
- スポーツ選手の説明し難いPVCおよび症候性PVC（Brugada症候群？）
- 不整脈が原因と思われる，または器質的心疾患患者の失神発作
- ペースメーカー植え込み患者でコントロール不良の不整脈

2 動脈穿刺手技の実際と注意

【手　順】

① 末梢の動脈の穿刺部位を丹念にアルコール綿で消毒し，動脈拍動を示指および中指の指腹で触知しながら，ヘパリン化注射器を用い２本の指の間で穿刺する．針の先端が動脈の波動を触れた部位で刺入する．橈骨動脈が最もよく選ばれる穿刺部位であるが，拍動が弱いか不明瞭な場合にはより中枢側の肘動脈または股動脈が用いられることもある（図5-1）

② 採血後は穿刺部位を３〜５分間強く圧迫して止血する．抗凝固療法中その他の条件下では，さらに長時間圧迫による慎重な止血操作が必要となる

【注意点】

① ショック状態や重篤な呼吸不全治療中の患者で頻回にABGを必要とするときには動脈ラインを留置する

② 採血検体は空気混入を避け，可及的速やかに自動ガス分析装置で測定する．測定までに時間を要する場合には氷箱に入れて保存する

③ 採血時の患者の状態を詳細に観察し，呼吸条件（自発呼吸 vs 人工呼吸，呼吸数，酸素濃度），脈拍数，血圧などのバイタルサインを検査用紙に必ず明記する

④ バイタルサインを無視したABGの解釈は無効であるばかりでなく，むしろ判断を誤らせる．例えば$PaCO_2 = 60$ Torrのとき，呼吸数が40回と20回では前述のごとく病態は全く異なる

＊ABGの解釈法については「第５章-1【付録】動脈血ガス分析の臨床」の項（p.71）参照

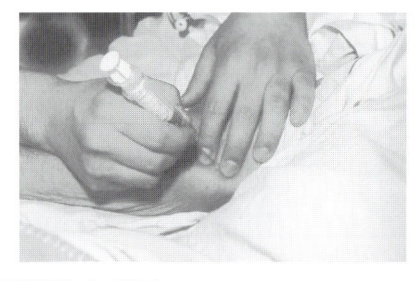

図5-1◆肘動脈からの採血
できれば橈骨動脈を選択する．カラーアトラスp.11参照

5. 分泌物，尿，痰，便，髄液，体液（胸水，腹水など）[1)]のグラム染色，抗酸菌染色，メチレンブルー染色とその解釈

　病的分泌物，発熱時の黄色痰，膀胱刺激症状を伴う発熱時の尿，熱を伴う頻回の下痢便，髄液や胸水，腹水，関節液などで細菌感染が疑われる場合，必ず，担当医自らグラム染色その他の塗抹細菌検査を行う（図5-2）．指導医は研修医とともに顕鏡して1視野中の白血球の数，認められる菌種，貪食像などに留意し，その臨床的意義を指導する．

　例えば培養のみに頼る喀痰細菌検査は判断を誤らせることが多く，培養検査単独では起炎菌検索にはほとんど役立たない．常に塗抹細菌検査とあわせて判断することが大切である．

　痰は口腔内常在菌で汚染されるので，起炎菌検索には不向きとする意見もあるが，担当医自らが患者に深部気道からの喀出を促し，最も着色の強い部分を検体に供する．

　形のごとくグラム染色を行い，弱拡大で顕鏡して1視野中に10個以上の口腔粘膜上皮が認められたら汚染の証左であり，不良検体として遺棄する．同上皮が10個以下で好中球が5個以上認められ，かつ視野中の細菌が可及的に1種類（嫌気性感染のみ多種菌：polymicrobial）で集簇し好中球の胞質内に貪食されていれば，起炎菌の可能性がきわめて高い．痰培養を提出する場合にも同様な検体採取の工夫が求められる．

　一方，顕鏡下で視野中に多数の好中球が存在していて良検体と判断されるにもかかわらず，菌種が確認し得ない場合には，すでに抗生物質投与後（partially treated），あるいは結核，非定型肺炎（マイコプラズマ，クラミジア，レジオネラなど）やニューモシスチスカリニなどの可能性を考慮する．また，喀痰については抗酸菌染色もあわせて行うのが原則である．ときにガフキー10号が隠れており，

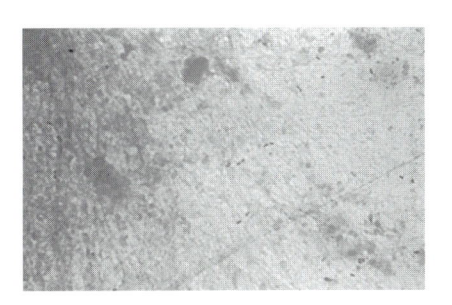

図5-2 ◆ 喀痰塗抹グラム染色の実際
グラム陰性球桿菌〔*H.influenzae*（*H.inf.*または*H.flu*）〕．
カラーアトラスp.11参照

見逃すと当該患者の周辺接触者何10人にも多大な感染の危険を生じ，病院に大きな損失をもたらす．

便の塗抹染色はグラム染色よりもメチレンブルー染色の方が見やすく，より診断に有効である．多数の好中球を下痢便中に認めれば，細菌性消化管感染が強く疑われる．

指導医のよくあるQ5

痰や尿などの塗抹グラム染色細菌検査を，なぜ研修医にやらせる必要があるのかわかりません．優秀な検査技師がいるのだし，検査を指示するだけでよいのでは？ また，喀痰塗抹グラム染色細菌検査などはATS（American Thoracic Society：米国胸部学会）の呼吸器感染症ガイドライン[2]でも起炎菌検索法としての有用性に疑問がなげかけられているはずですが？

ドクター宮城のA

それは，自ら塗抹グラム染色細菌検査を行ったことがない指導医がよく言う台詞です．検査技師はどんなに優れた技法をもっていても，その臨床的意義について熟知した方は稀です．塗抹検査に基づいて抗生物質を選択するのは担当医であって，検査技師ではありません．上述の染色方法に準拠して起炎菌の可能性を決定できるのは担当医しかいないのです．ATSがグラム染色塗抹細菌検査に疑義を呈しているのも，多くは自ら行っていない人たちがガイドラインを作成しているからなのです．米国感染症学会が作成したガイドライン[3]では必須とされています．

6．各種ラインの確保

1 留意点

末梢静脈，中心静脈などによる補液路の確保（以前汎用されたcut downによる血管確保は最近，あまり応用されない），ときに動脈ラインの確保，フォーリー，胸腔チューブ，N-Gチューブ挿入などは初期研修修得手技である．ただし，この場合，ライン確保の手技よりもその適応，目的および留置期間の検討の方がむしろ重要である．Swan-Ganzカテーテル挿入や経動脈心臓カテーテル挿入などは後期研修事項に属する．

2 忍耐強くsee one, do one, teach one

手技の指導に際しては常に指導医が立ち会い，研修医の緊張感を和らげ，「やってみせ，やらせてみて，さらに誰かに教えさせてみる」（"see one, do one, teach one"）方式で修得させる．研修医が多少モタモタしても，忍耐強く見守る態度が

求められる．1〜2度失敗したからといって，ただちに手技器具を指導医が奪い取って代わると，研修医は自信を喪失し，再度の挑戦が困難となる．指導とは別名，「忍耐」のことである．

3 目的後は速やかに抜去

目的を果たしたラインは可及的速やかに抜去することを指導し，無意味なラインの長期留置はいたずらに重篤な感染源となりうることを徹底して反復指導する．

7．各種単純X線の読影法とできればCTの読影法

画像はきわめて有用な診断方法を提供する．したがって，その読影法の修得は初期研修段階から必須である．しかし，画像はあくまでも影であって，臓器そのものではない．その診断価値には限界があることを知る必要がある．放射線被爆の観点からスクリーニングよろしくすべての部位の単純X線を撮影する態度は厳に慎むべきである．

筆者がある講演会に招かれたとき，聴衆の一人から「先日，水虫で来た患者さんに胸部X線を撮影したところ，偶然，肺癌が見つかりました．やはり，X線写真はすべての来院患者で撮ってみるべきなのですかね？」という質問を受けて唖然としたことを鮮明に覚えている．「ほほう！　偶然に肺癌がねエ．それは頻度から言えば1,000人に1人の割合もないでしょう．とすると残りの999人の無意味な被爆の問題はどうなるのでしょう？」というのが筆者の答えである．

いかなる医療行為も，適応を誤ると当該患者に対する虐待であり，拷問になりかねず，特に侵襲的行為の場合にはときに殺人である．

指導医のよくあるQ6

どんなに教えても，不器用でなかなか手技を修得できない研修医に遭遇することがあるのですが，どのように指導すればよいのでしょう？

ドクター宮城のA

基本手技は研修医にとって必須です．どうしても修得していただかなければなりません．自らを振り返ってみても，修得には多少，時間を要したはずです．手技中の研修医にとって指導医は監視役ではなく，協力者に徹しないといけません．監視役の指導医の面前では研修医は萎縮して，巧く手足が動きません．研修医の緊張感をほぐし，自分が一緒なのだから絶対にできると鼓舞することが大事です．「不器用だなー！　何だその手つきは？」などと萎縮させるような言動は厳に慎むべきです．そのような指導医の監視下では研修医は手技は不可能です．研修医の不出来は指導方法に問題があると反省すべきです．

8．胸水穿刺，腹水穿刺，腰椎穿刺，関節腔穿刺，ときに胸膜生検

　穿刺手技そのものについては教則本に譲るが，得られた穿刺液はきわめて貴重な検体なので，慎重にとり扱う．得られた液が滲出液か漏出液かの判断は胸水の場合にはタンパク・穿刺液比＞0.5，LDH比＞0.6，LDHの絶対値＞正常血清値の2/3により判断する[4]．

　滲出液であれば細胞数，白血球細胞分画を見る．好中球優位であればグラム染色塗沫細菌検査をただちに行い，菌培養を提出する．糖，アミラーゼ，コレステロール，ADAなど想定される診断にマッチした生化学検査を行う．好中球優位の胸水に対しては原則として胸膜生検は行われない（図5-3）．

　リンパ球優位の滲出液に対してのみ胸膜生検を行う．結核の可能性が高ければ胸膜生検検体を少なくとも3つは採取し，その内の1つは結核菌培養のために細菌室に提出する．

　生検を行ったら，必ず病理医の下で病理所見のカンファレンスを行うことを義務付ける．筆者は沖縄県立中部病院在職中には病理医に依頼して1週間分の生検検体をまとめて診断する病理カンファレンスを，研修医を交えて終始，継続してきた．その結果，病理所見の読み方を学ぶとともに，生検手技の改善に大きく役立ったことを誇りにしている．

　その他の穿刺液には各々特有なアプローチがあり，各々について研修医とともに学ぶ．穿刺手技には基本原則があり，正しい穿刺部位の選択と穿刺方法を学ばせる．

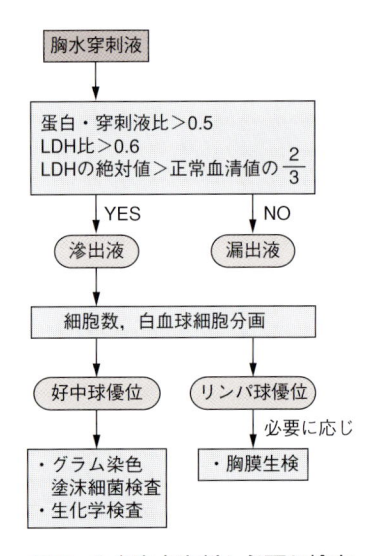

図5-3 ◆胸水穿刺と必要な検査

指導医のよくあるQ7

胸水が少量の場合，穿刺部位に迷うことがあるのですが，どこが最も適切なのでしょう？

ドクター宮城のA

よく聞かれる質問です．胸部X線上，肋骨・横隔膜角が閉塞しているという理由で側胸部から刺入される方がおられますが，大量胸水ならともかく，少量の場合にはその部位は適切ではありません．解剖学的にdiaphragmatic domeは背部が最も低位になります．患者を座位にして打診上，完全濁音部位を探しつつ背部の横隔膜最低位の部位を選択します（図5-4）．臥位ではさらに不適切です．

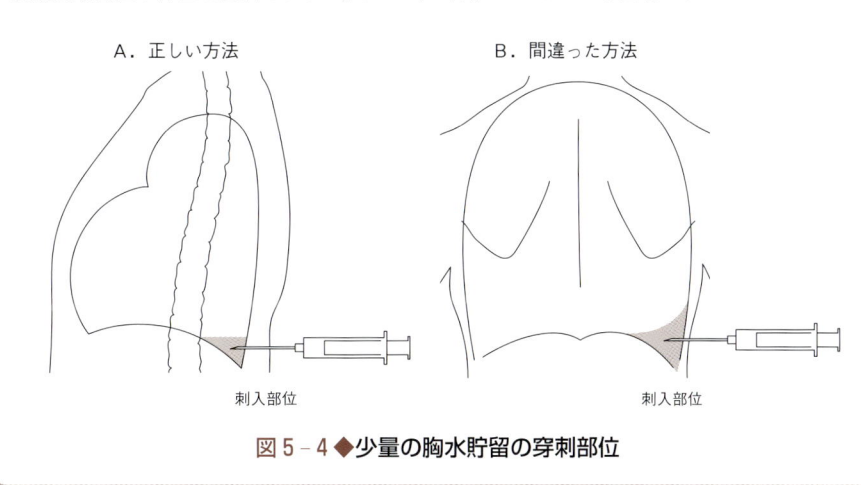

A．正しい方法　　　　B．間違った方法

刺入部位　　　　刺入部位

図5-4◆少量の胸水貯留の穿刺部位

9．挿管およびマスク法による人工換気

　挿管は初期研修医にとって必須の救命手技である．筆者は大学での研修で呼吸器内科を専攻していながら，故郷に戻ったとき，「挿管もできない呼吸器科医が来た」と嘲笑された経験をもつ．それ以後，挿管手技を学ぶべく大きな努力を余儀なくされたが，初期研修では最低限，修得すべき手技である．必修科である麻酔科において学ぶのが普通であるが，指導医は筋弛緩薬投与下の挿管は救急室での緊急挿管とは趣が違うことを指導することが肝要である．

　挿管法を学ぶには，手動によるアンビュー・バッグマスク換気法を先に修得しなければならない．最近では多くの医育機関に医療用マネキンが用意され，随時，幾度も練習が可能となったおかげで，研修医の挿管手技の修得はより容易となった．

　また，人工呼吸法も従来とは違い，非侵襲的マスク換気法（NPPV）が開発され，一般化してきた．急性，慢性呼吸不全の急性増悪，慢性呼吸不全のいずれに対しても心肺停止あるいは昏睡状態でさえなければ，ひとまずNPPVで人工換気を開始し，その不成功例にのみ挿管・人工換気に移行する傾向にあり，挿管法を人工換気の金科玉条とする時代は去った．しかし，なお，心肺蘇生には挿管法は必須で

あり，医師として絶対に修得しなければならない手技である．
　挿管には種々の方法があるが，経口挿管，盲目的経鼻挿管，気管支ファイバー下の挿管法などが主として行われ，筆者らの臨床研究によれば気管支ファイバー下の経鼻挿管法が菌血症の発生頻度が最も低い[5]．

10．心肺蘇生法（DC shockを含む）の実施と緊急内視鏡，エコー検査

1 心肺蘇生法

　心肺蘇生法（ACLS，PALS）は今日では一般市民にさえ，普及する時代である．本邦の至るところで講習会が開かれ，認定証が授与されている．したがってここでは，あえてその詳細を割愛したい．研修医は1年に1〜2度はこれらの講習会への参加が義務付けられている．指導医といえどもときには同様の講習会への参加が望ましい．

2 緊急内視鏡検査

　消化管出血や大量喀血などに対して行う緊急内視鏡検査および処置は救急初期研修のなかで学ぶことが望ましい．しかし，現実には専門家が動員されて実施されているのが現状である．せめて研修医には頻回に「見せる（see one）」必要はあるであろう．

3 エコー検査

　エコー検査は今日ではあらゆる臓器の診断，処置に応用される非侵襲的手技である．その臨床価値を大いに認めながらも，筆者はエコー検査を実施する前の身体所見の重要性を強調したい．
　心雑音，心嚢液貯留，胸水，腹水，あるいは腹部症状に対して，診察代わりにエコー検査を優先して指導することは厳に戒めたい．

11．抗生物質およびその他の薬の薬理作用，使用方法，特に使用ルートと期間の検討

　今，本邦では抗生物質の使用方法が大きな問題を提起している．適用を無視した使用方法が論議を呼んでいるのである．抗生物質があたかも解熱薬ででもあるかのように，発熱患者に対して安易に投与されている．発熱の原因検索を怠って，まずは「抗生物質を試みる」，あるいは「心配だから予防的に」とする風潮が根強

い．医師自身の不安を解消する目的で使用されている例も散見される．研修医に対し，筆者はよく「そんなに不安なら，あなたが精神安定薬を飲めばよい」と注意を促している．

発熱には種々の病態があり，感染症はもちろん，筆頭に考慮しなければならないが，すべてではない．発熱に伴う他の生命徴候，すなわち，血圧，心拍数，呼吸数，意識状態，尿量（第6章-1-1 p.92参照）などを勘案し，本当に感染症が最も考えられるのかという議論から入らなければならない．まず，生命徴候から敗血症を否定し，炎症性 vs 非炎症性を考慮し，炎症性なら感染症か非感染症か，それはどうしてわかるのか，非炎症性発熱には何があるのか，果たしてそれはどうすれば判断できるのかなどの討論が指導医，研修医間で求められる．感染症の可能性が最も高いことになれば，侵入門戸，起炎菌の同定もしくは想定法，使用する抗生物質，投与経路，合併症の可能性とその有無による使用期間，静脈投与前の血液培養検査の必要性などを論議する．

その他の薬剤についても同様であり，無意味な薬剤投与は「百害あって一理なし」であることを指導する．

12．transient pacemakerの挿入

救命に繋がるtransient pacemakerの挿入方法は救急研修でDC shock法と並んで修得すべき手技の一つである．ただし最近は経皮的心臓ペースメーカーが開発され普及してきたので，あえて心内挿入法は履修する必要がないかもしれない．

13．minor surgeryと外科的，整形外科的処置，眼科，耳鼻科的処置

救急当直の夜，頭皮裂傷患者の縫合に脳外科医を呼ぶなどという，笑えないエピソードを作らないこと．

外科的プライマリ・ケア

☐ 単純な角膜異物ぐらいは眼科医を呼ばずに処置できること
☐ 専門家へのトリアージを誤らないこと
☐ 単純骨折に対するギブス固定法

などが初期研修に必須である．

14. 簡単な皮膚科学

　　筆者が研修医時代に学ぶ機会があれば本当に良かったなと思う分野である．薬疹，尋麻疹，麻疹，水痘，ヘルペス，丹毒など一目でわかる診断能力を身につけたい．

15. その他

　　その他，小児科，産婦人科，精神科，地域医療などの分野で多くの学ぶべき事柄が初期研修医には待ち受けているであろうが，すべてをひとりの指導医が伝えることは到底できない．患者に遭遇するたびに新たに生ずる疑問をひとつひとつ丹念に解決してあげる努力を怠らないことである．問題を先送りせず，研修医とともに悩み，わからないことを共有し，ともに解決する態度を堅持することが良き指導医である．そして，わからないことはわからないとはっきり言えるようになることが良き指導医の必須条件である．

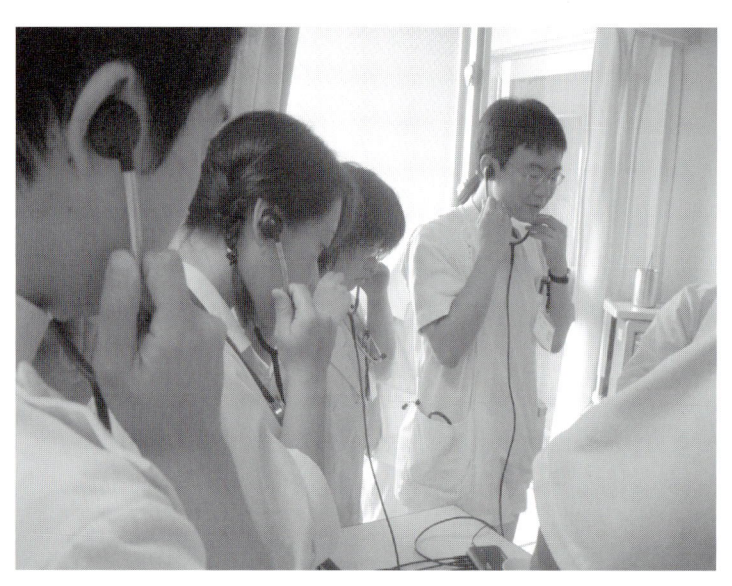

◆聴診のしかたを学ぶ◆

【付録】動脈血ガス分析の臨床

1 動脈血ガス分析(ABG)の臨床的意義

❶ 呼吸機能は広義には生体の代謝需要に応えて組織に酸素を供給し、代謝産物としての二酸化炭素を排出することであり、狭義には静脈血を動脈血化することである.

❷ ABGにより呼吸の生理学的機能の一面をただちに知ることができる.

❸ 幅広い知識をもってABG値を解釈すれば単に呼吸機能障害のみでなく、循環動態、種々の代謝障害とその病態、その経過や治療指針の示唆にいたるまで詳細な情報を提供してくれる検査法である.

2 ABGから得られる臨床情報

① 二酸化炭素分圧

単に患者の換気状態を知り得るだけでなく、HCO_3^-とpHの組合わせにより急性異常、慢性異常、慢性型の急性増悪状態などがわかる.

② 酸素分圧およびA－aDO_2

拡散能、換気循環不均等分布、その他が推量される.

③ Hb酸素飽和度

酸素分圧に並行して推移する場合には呼吸状態を反映するが、酸素分圧と解離した動きを示す場合にはCO中毒や異常ヘモグロビン血症の診断の手掛かりとなる.

④ pHおよびHCO_3^-

酸・塩基平衡状態を知ることができる.またPCO_2やアニオン・ギャップなどを組合わせた総合判断に基づき、呼吸性、代謝性あるいはその混合型障害や急性、慢性、混合性などの臨床経過の判断が可能となる.

3 ABG異常値の臨床的解釈法

黒川[6]によれば、ABG値の解釈法の基本は表5-1の、4つのステップからなる手順が望ましいという.

表5-1 ◆動脈血ガス分析値の読み方の実際（黒川）

Step 1	acidemiaあるいはalkalemiaはHCO_3^-の変化（代謝性）によるものか、pCO_2の変化（呼吸性）によるものかを判定する.
Step 2	アニオン・ギャップを計算する.これが上昇していれば代謝性アシドーシスが存在する.さらに補正HCO_3^-値を計算する.この値が26 mEq/l 以上であれば、実測のHCO_3^-は低くても代謝性アルカローシスもあることを意味している.
Step 3	代償性変化が一次性の酸塩基異常に対し予測された範囲にあるかどうかを判定する.この代償性変化が予測範囲を大きくはずれている場合は、他の異常な病態が存在していることを意味する.
Step 4	Step 1～3よりどのような病態が、なぜ生じているのかを、病歴・現症から判定し、次の検索を進め、適正な治療方針を設定する.

文献6より改変.

4 その他の臨床的解釈法

① 二酸化炭素分圧異常

高値は低換気状態を意味し，低値は過換気状態を意味する．

【高二酸化炭素分圧血症の場合[7]】

❶ 高二酸化炭素血症は中枢性，末梢性の換気駆動の低下，神経・筋呼吸障害，胸郭異常や気道系，肺実質の異常状態などによりもたらされ，また代謝性アルカローシスの代償機転としても出現する．

❷ 高二酸化炭素血症を伴う呼吸不全はⅡ型呼吸不全と呼ばれ急性，慢性および慢性の急性増悪とに分けられる．

❸ 急性Ⅱ型の代表的な病態は急性薬物中毒や重篤な気管支喘息発作重積状態などであるが，呼吸促迫，心悸亢進，異常発汗，意識障害，羽ばたき振戦，脈圧の大きな高血圧などの急性症状を伴い，急性呼吸性アシドーシス（PCO_2 10 Torr上昇当たりHCO_3^-は1 mEq/lのみ上昇またはPCO_2 1 Torr上昇当たりのpHの低下幅が0.007〜0.008，HCO_3^-＜30 mEq/l）を伴う．

❹ 慢性Ⅱ型の急性増悪の場合にも同様な急性高二酸化炭素症状の出現を免れないが，呼吸性アシドーシスはやや軽度（PCO_2 10 Torr上昇あたりHCO_3^-は3.5〜4 mEq/lのレベルで上昇またはPCO_2 1 Torr上昇あたりのpHの低下幅は0.003〜0.008，HCO_3^-＞30 mEq/l）であり，ときに低K血症および低Cl血症を伴う．ただしHCO_3^-＞45 mEq/lの場合には代謝性アルカローシスの合併を強く疑い，KClの投与を考慮し，また血清Cl＜70 mEq/lを認めたらダイアモックス投与の適応となる．

❺ 腎臓による代償作用が完成した安定期の慢性Ⅱ型呼吸不全では，高二酸化炭素血症状はほとんど認められず，呼吸性アシドーシスはきわめて軽微（PCO_2 10 Torr上昇あたりHCO_3^-は3.5〜4 mEq/l上昇またはPCO_2 1 Torr上昇あたりのpHの低下幅は0.003以下，45＞HCO_3^-＞30 mEq/l）であり，よしんばpCO_2＞100 Torrとなっても去痰が可能で意識状態が冒されない限り挿管下人工呼吸の適応とはならない．ただし，最近ではこの時点でのNPPV（non-invasive positive pressure ventilation：非侵襲的陽圧換気法）の応用が一般的となった．

【低二酸化炭素血症の場合】

❶ 低二酸化炭素血症は過換気症候群，アスピリン中毒や代謝性アシドーシスなどで惹起され，その程度により頭軽感，四肢の痺れ，テタニー症状などが出現する．

❷ 過換気症候群では，12＜HCO_3^-＜15 mEq/lを示し急性呼吸性アルカローシスを認める．

❸ 代謝性アシドーシスではHCO_3^-＜24 mEq/l，BEはマイナスを示すとともにpH＝7.XXの場合，PCO_2＝XX Torrの法則に則る[3]．

❹ アスピリン中毒では代謝性アシドーシスも伴うので判別が困難であるが，pH＝7.XXのとき，PCO_2≪XX Torrであることにより示唆を与えられ，問診を反復することにより原因の究明に繋がる．

❺ 過換気症候群では紙袋による再呼吸法や鎮静薬の投与が有効であり，代謝性アシドーシスでは原因療法に加え，ときに重炭酸ソーダの投与が必要になることもある．

② 酸素分圧異常

平地における大気呼吸下の酸素分圧高値異常は原則として認められない．急性，慢性を問わ

ずPO$_2$≦60 Torrを呼吸不全とし，60＜PO$_2$≦70を前呼吸不全状態と呼ぶのが一般的である．

❶ 吸入酸素濃度の低下または高二酸化炭素血症のみによる低酸素血症の診断はA－aDO$_2$の解離が認められないことにより容易に判断される．

❷ 原因の如何にかかわらず，低酸素血症は酸素療法の適応である．ただし急性と慢性の低酸素血症，高二酸化炭素血症を伴う場合（Ⅱ型呼吸不全）と伴わない場合（Ⅰ型呼吸不全）とでは，酸素療法に大きな違いがあることを銘記すべきである．

❸ 急性呼吸不全の場合には積極的酸素療法が適用されるのに対し，慢性型，特にⅡ型呼吸不全では慎重な調節酸素療法が適用される．

❹ 急性と慢性の低酸素血症の鑑別は，ベッドサイドにおける臨床症状と身体所見を無視しては不可能である．急性型ではその程度に応じて呼吸促迫，心悸亢進，興奮，不穏などの意識障害，ときに不整脈や乏尿などが出現するのに対し慢性型ではわずかに労作時の呼吸困難，浮腫，その他の肺性心徴候，多血症徴候などを認めるに過ぎない．

❺ 慢性低酸素血症では原則としてPO$_2$＜40 Torrの状況下でのみ下腿浮腫が発現するが，高二酸化炭素血症の存在下では，さらに軽度の低酸素血症下でも浮腫が発現する．

❻ 重篤な急性低酸素血症では乳酸性アシドーシス，網状赤血球症を伴いがちなのに対し慢性型では多血症を認めるのみである．

③ ヘモグロビン（Hb）酸素飽和度

❶ 正常な酸素Hb解離曲線を大きく逸脱するHb酸素飽和度の異常値は呼吸不全によるものではなく，CO中毒や異常Hb血症を疑う．

❷ CO中毒は病歴より容易に診断されるが，急性異常Hb血症ではチアノーゼの強度に比して症状が比較的軽度であり，ニトロベンゼン，アニリン色素，フェナゾピリジン，硝酸塩などの薬物への暴露ないし接触歴と酸素療法に対する反応性の欠如，正常PaO$_2$などより疑診を抱き，異常Hb検査により診断を確定する．

④ pHの異常

pHはH$^-$の逆対数であり，pH＝－log〔H$^-$〕で表わされる．酸・塩基平衡は即，pHの変化として反映されるが，その臨床的解釈は必ずしも単純ではなく，次の3点に留意することが肝要である．

❶ 基本的な障害は何か（呼吸性？ 代謝性？）

❷ その障害の持続期間

❸ 基本障害に対する代謝機転の展開と限界：Henderson-Hasselbalchの公式によればHCO$_3$－pH＝PK＋log 0.3×PCO$_2$でも表わされるので，pHは代謝性の変化（HCO$_3^-$）と呼吸性の変化（PCO$_2$）の両者によって影響されることになる．したがってpH異常値の評価に際してはPaCO$_2$，HCO$_3^-$，BEおよびアニオン・ギャップ（Na－〔HCO$_3^-$＋Cl〕）などを参考にして，総合的に判断する．

【代謝性アシドーシス（pH↓，HCO$_3^-$↓）の場合】

❶ アニオン・ギャップ解離型と非解離型があり，乳酸蓄積，糖尿病性ケトアシドーシス，尿毒症などによる前者の頻度が圧倒的に高い．

❷ 乳酸性アシドーシスはときにショックなど

の循環障害により惹起され，特に敗血症性ショックの初期変化として捕えられる．

❸ 急性代謝性アシドーシスでpH＜7.20を認めればただちに重炭酸ソーダの静注投与を行うとされていたが，最近では否定的な見解が多い[8]．補正が進めばKを補う．

❹ 尿毒症などの慢性型ではHCO_3^-の低下を認めたら重炭酸ソーダによる補正を行う．

【代謝性アルカローシス（pH↑，HCO_3^-↑）の場合】

❶ 尿中Cl＜10 mEq/l を示すCl反応性慢性型と尿中Cl＞20 mEq/l を示すCl抵抗性慢性型がある．

❷ Cl反応性慢性型は頑固な嘔吐，鼻腔胃管持続吸引，利尿薬投与などに起因し，代謝性アルカローシスの中では最も頻度が高く，生理的食塩水による補液によく反応する．

❸ Cl抵抗性慢性型はK欠乏症でよく認められKClの補給を原則とする．

文献

1) 藤本卓司：「感染症レジデントマニュアル」．医学書院，2004
2) ATS guidelines : Community-acquired pneumonia in adults. Am J Respir Crit Care Med, 163 : 1703, 2001
3) Mandell, L. A., Bartlett, J. G., Dowell, S. F., et al. : IDSA update of practice guidelines for the management of community-acquired pneumonia in immunocompetent adults. Clinical Infectious Diseases, 37 : 1405-1433, 2003
4) Light, R. W., MacGregor, M. I., Luchshinger, C., et al. : leural effusion:The diagnostic separation of and trandates and exsudates. Ann Intern Med, 77 : 507-513, 1972
5) 田中康範，宮城征四郎，当銘正彦 ほか：気管支鏡的経鼻挿管法と菌血症の頻度．第60回沖縄県医師会総会抄録集，1982
6) 黒川 清：「水・電解質と酸塩基平衡−step by stepで考える−第2版」．南江堂，2004
7) Tisi, H. M., et al. : Evaluation of arterial blood gases and acid？base homeostasis, Manualof Clinical Problems in Pulmonary Medicine 2nd ed. Little Brown, p24, 1985
8) Forsythe, S. M. & Schmidt, G. A. : Sodium bicarbonate for the treatment of lactic acidosis. Chest, 117 : 260-267, 2000

実践編

第5章 ベッドサイドにおける臨床指導の実際

2. 身体所見の重要性

身体所見は言葉によらない患者の身体的訴えであり，身体障害の表現である．

身体所見は医師の知識の幅と量に準拠して目に見え，手に触れ，耳に聞こえるのであって，知識がなければ全く無力な診断法に堕する．身体所見の取り方には一定のルールがあり，文字を書くのに筆順があるように，診察法にも順序があることを指導する．

1. 一般的な身体所見の取り方

　研修医も指導医もややもすると診療に際して，自分の専門とする臓器本位に身体所見を取りがちであるが，臨床においてはそのような臨床態度は厳に慎むべきである．身体所見は必要に応じて眼底検査，直腸診，神経学的所見を含むcomplete physical examinationに徹すべきであり，それが，言うところの「全人的アプローチ」にほかならない．筆者が主として留意している指導上の身体所見を思いつくままに列挙すると以下の通りである．

　また，患者診察で身体所見の異常を認めたら，臨床検査とどうかかわるか，逆に検査異常値は身体にどう表現されるのかという観点から常にフィードバックするように指導する．そのような臨床訓練を重ねると，検査を提出する時点で即座に異常値の推量ができ，逆に検査異常値に反映する身体異常所見が判断できるようになる．

　以下に述べる身体所見は筆者がベッドサイドで応用しているわずかな範囲のものに過ぎず，指導医はこのほかの知識および新たに身体の異常を自ら見つけ出す都度，これに書き加えていく態度が望ましい．

---

1. 全身状態

□急性病態か慢性病態か
□苦悶様
□バイタルは（「第6章-1-1-2 バイタルの病態生理学的解釈」の項p.94参照）
[栄養状態] □るい痩　　　□肥満（鼾を伴う？）
□種々の皮膚科的病変

2．頭頸部

- HEENT (Head：頭部，Ear：耳，Eye：目，Nose：鼻，Throat：咽喉頭) の順序で診察
- 子供たちが漢字を学ぶとき，筆順を厳しく学習するのと同様である

頭部
- □左右対称か □変形は □部分的禿頭 (Alopecia)
- □毛髪の変色は □側頭動脈の肥厚，圧痛 (側頭動脈炎)
- □耳下腺腫 □腫瘍 □顔面皮疹 (SLE，その他)

耳
- □聴力は □変形は (relapsing polychondritis)
- □耳朶に特殊な皺 (先天性高脂血症) □耳漏 □耳痛
- □耳朶および耳道のヘルペス (Ramsay-Hunt症候群)：間もなくBellの麻痺発現 □その他
- 必ず耳鏡で観察 (特に小児)

目
- □視力は □眼圧
- □涙は (角膜乾燥症：Sjögren症候群)
- □角膜パンヌス □白内障
- □眼瞼下垂 (完全 vs 反下垂) □兎眼
- □眼球突出 □黄色腫 (先天性高脂血症)
- □外眼筋運動障害 (複視) □瞳孔の左右差
- □瞳孔反射異常 (Argyll-Robertson)

[眼瞼浮腫]
- □上下眼瞼浮腫 (低アルブミン血症または上大静脈症候群．粘液水腫)
- □下眼瞼のみの浮腫 (心不全，腎不全)

[眼瞼結膜]
- □蒼白 (Hb < 10 g/dl)，充血，眼脂 (結膜炎)

[眼球結膜]
- □軽い黄疸 (ビリルビン > 3 mg/dl)・充血 (麻疹，レプトスピラ)
- □翼状片

[　眼底　]
- 眼科医の仕事と思ってはならない
  - □動脈狭小化 □動静脈血管交差 □小動脈瘤
  - □白斑 □乳頭浮腫 □視神経委縮

□結節（脳腫瘍，結核，カンジダ，CMV，その他の感染症）
□高血圧：K-W　　□糖尿病：Scott

鼻

□変形（鞍鼻：Wegener'granulomatosis，relapsing polychondritis，先天性梅毒，その他）　　□嗅覚は
□アレルギー性鼻炎　　□鼻中隔側弯
□壊死性鼻炎（Wegener' granulomatosis）
□睡眠時の鼾（睡眠時無呼吸症群）

口

●唇，舌，歯肉，咽喉，発声などに分けて詳細に観察する

［　唇　］
　　□兎唇　　　　□口唇チアノーゼ　□口角炎
　　□口唇ヘルペス　□鼻唇溝左右差　　□色素沈着（Peutz-Jeghers）

［　舌　］
　　□正中　　　　□巨大舌　　　　□舌苔
　　□乾燥　　　　□ロイコプラキア　□舌癌

［　歯　］
　　□齲歯　　　　□義歯

［　歯肉　］
　　□肥厚（薬剤性/アレビアチン，カルシウム拮抗薬）
　　□色素沈着（Addison氏病）

［咽喉頭］
　　□咽喉頭発赤腫脹・圧痛（咽喉頭炎，咽喉頭膿瘍）
　　□喉頭蓋腫脹（急性喉頭蓋炎）　　□発赤（喫煙，炎症）
　　□カンジダ（吸入ステロイド使用）　□扁桃肥大
　　□化膿　　　　　□Uvula正中　　　□肥大

頸部

●頸部には想像以上に臨床上重要な所見が認められることを認識すべきである

□頸部硬直またはjolt test（激しく頸を左右に振ると頭痛増強）陽性：髄膜炎

［リンパ節］
　　□下顎リンパ節（咽喉頭病変の反映）
　　□斜角筋リンパ節（サルコイドーシス，その他）
　　□鎖骨上窩リンパ節（胸腔内腫瘍，胃癌などの転移）
　　□その他のリンパ節（悪性リンパ腫または頭頸部腫瘍の転移）

☐甲状腺腫の有無　　　　　　　　　　☐気管の位置，偏位，短縮
☐副呼吸筋〔胸鎖乳突筋（図5-5），中斜角筋〕の活動性亢進，肥大
（「第5章-2-3 呼吸器疾患における胸部身体所見」の項p.84参照）

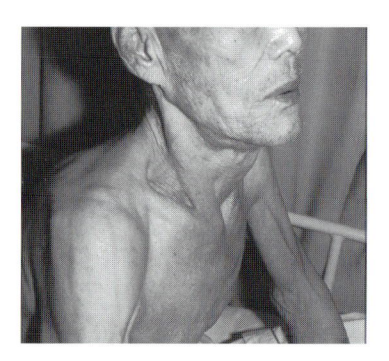

図5-5◆胸鎖乳突筋
カラーアトラスp.11参照

[頸動脈]
　☐躍動性拍動（stroke volumeの増大/慢性貧血，大動脈弁閉鎖不全症，甲状腺機能亢進症，その他）
　☐bruitの聴取：動脈狭窄
[内頸静脈]
　☐虚脱（脱水その他）
　☐頸静脈圧上昇（右心不全，肺高血圧）
　☐怒張（心タンポナーデ，緊張性気胸，大量肺塞栓症）
　☐頸静脈波のdouble descent（肺高血圧 ＝ 平均肺動脈圧 ＞ 30 mmHg，TR）
　☐venous hum（独楽音）の聴取（高度慢性貧血，高度甲状腺機能亢進症，その他）
　☐頸部および前胸部皮膚の出血斑：アミロイドーシス疑い（リウマチや結核，その他の慢性炎症性基礎疾患）
☐その他：呼吸器障害との関連所見は「第5章-2-2 呼吸器疾患における身体所見の取り方」の項（p.80）参照

3．胸　部

☐左右対称　　　　　　　　　　　☐胸郭変形
[心臓身体所見]
　☐心尖拍動（PMI＝Point of Maximum Impulse）の位置で心拡大を知る（左鎖骨正中線より2cm以上外側に偏位している場合）

　　　　□諸種の心雑音の意味を知る
　　　　□P2の亢進や固定性2音の分裂の意味を知る
　　　　□奔馬調律（summation gallop）やS3，S4ギャロップの聴取（左室性 vs 右室性）
　　[肺身体所見]
　　　　□「第5章-2-3 呼吸器疾患における胸部身体所見」の項（p.84）参照

4．腹部

[視　診]
　□膨隆（肥満，腹水，気腹）　　□平坦で軟，腹壁ヘルニア
[触　診]
　□臓器肥大　　□腫瘤　　□圧痛
　□反跳痛　　□筋性防御　　□Murphy's sign
　□McBurneyの圧痛点（同時に直腸診）
[聴　診]
　□腸雑音（normoactive, hypoactive, hyperactive）
　□bruitの聴取（腎動脈狭窄，肝臓癌）

5．その他

□腱反射　　　　　　　　　　　□異常反射
□ばち指（慢性を意味する：肺，先天性心疾患，肝硬変，Crohn氏病，その他の慢性炎症性腸炎，巨大動静脈瘻，甲状腺疾患）
□深部静脈炎　　　　　　　　　□蜂窩織炎
□浮腫（pitting vs nonpitting）（pitting：心不全，慢性II型呼吸不全，低栄養，特発性，降圧薬服用，肺血栓症，門脈亢進症，その他．nonpitting：粘液水腫，リンパ浮腫）
□その他，神経学的異常など

直腸診
- 外科医の仕事と思ってはならない
- 腹痛，下血，男性の排尿障害などには必須
- 便の潜血検査にも応用される
- 女性の骨盤腔炎症性疾患（PID），卵巣嚢腫，子宮外妊娠などが疑われる場合にはただちにpelvic examination目的に産婦人科医へ紹介

2．呼吸器疾患における身体所見の取り方

　専門分科には特殊な身体所見の取り方がある（後期研修で修得してほしい）．
　筆者は呼吸器科が専門なので，呼吸器疾患の診断の際の身体所見の取り方を例にとって専門分科的に詳述する．

1 胸郭外身体所見と呼吸器疾患

　呼吸器は他臓器との関係がきわめて密であり，呼吸器疾患の診断に胸郭外の身体所見が重要な手掛かりとなることが少なくない．したがって呼吸器臨床といえどもcomplete physical examinationが要求される由縁である．
　胸部身体検査は嗅，視，触，打，聴の五感を駆使し，患者の状況に応じ臨機応変に組合わせながら行うのが一般的である．

1．全身状態

1 体重減少やるい痩
　慢性消耗性疾患を疑う．悪性腫瘍，慢性感染症（肺結核，肺膿瘍，膿胸，放線菌症，慢性壊死アスペルギルス症など），過換気を伴う慢性呼吸不全（肺気腫，肺線維症，肺結核後遺症）などに多い．

2 肥　満
　肺胞低換気を伴いやすく，末梢性の睡眠時無呼吸症候群の原因となる．粘液水腫や全身浮腫は呼吸筋機能障害の原因となるばかりでなく，内分泌学的，肺・循環生理学的障害による呼吸不全をもたらす．

2．皮膚病変と呼吸器

1 頭髪の脱毛および皮膚硬化
　強皮症を示唆．間質性肺炎ないし線維症の合併率が高い．膠原病性皮疹および血管炎所見はSLE，その他に伴う間質性肺炎を疑う．

2 多発性神経線維腫とカフェ・オレ斑
　肺線維症やブラ症，肋間神経線維腫などの合併がある．

3 毛細血管拡張症，色素沈着，結節性紅斑
　毛細血管拡張症はRendu-Osler-Weber，色素沈着は小細胞癌，結節性紅斑はサルコイドーシス，コクシディオイドマイコーシス，肺結核に伴うことがある．

4 前腋窩部の点状出血

長管骨骨折患者における前腋窩部の点状出血は,脂肪塞栓を強く示唆する.

5 片側顔面の無汗症,顔面腫脹

片側顔面の無汗症はホルネル症候群の一所見であり肺癌を疑うが,顔面腫張は上大静脈症候群の部分現象として捕えられる.

3．頭頸部

耳
- 耳介の変形または反復性軟骨炎はrelapsing polychondritisの徴候のことがある

目
1. 春季カタルはアトピー性気管支喘息に合併することが多い
2. ブドウ膜炎はサルコイドーシスや肺結核,乾燥性角膜炎はSjögren症候群のリンパ球性間質性肺炎の診断の手掛かりとなる
3. ホルネル症候群は特にパンコースト型肺癌を強く疑う
4. 眼底検査によるうっ血乳頭は,呼吸不全患者では$PaCO_2$が急激に基礎値より40 Torr以上も上昇したときに発現し,そのほか肺癌の脳転移,気管支拡張症からの脳膿瘍などに基づく脳圧亢進.眼底に粟粒結節所見が粟粒結核で認められることがある

鼻
1. 成人における鼻翼呼吸は急性間質性肺炎に伴うことが多い
2. 鞍鼻は反復性多発性軟骨炎,Wegener肉芽腫症などを示唆し,潰瘍性鼻炎も同様にWegener肉芽腫症の特徴的所見である
3. アレルギー性鼻炎はアトピー性気管支喘息に,慢性副鼻腔炎は副鼻腔気管支症候群(慢性副鼻腔気管支炎,気管支拡張症,DPB)に伴う
4. 副鼻腔腫瘍をはじめ頭頸部の腫瘍(多くは扁平上皮癌)は空洞形成性転移性肺癌を合併することが多い

口
1. 口唇および舌のチアノーゼは中心性である
2. 口窄め呼吸は肺気腫に特徴的である
3. 不潔な口腔衛生や歯周炎は嫌気性菌による呼吸器感染症の基礎となる
4. 口内乾燥症はSjögren症候群の症状の一つであり,リンパ球性間質性肺炎の合併を示唆する
5. 下顎骨・皮膚瘻はアクチノマイコーシスの可能性を考え,肺異常影の鑑別診断に本症を挙げる

頸部

● 頸部身体所見は呼吸器ときわめて密接な関係があり，呼吸器疾患の診断上，きわめて有意義な情報源である[1]

❶ 気管の偏位は胸腔内肺気量変化の反映であり，気管短縮（胸骨頭部上縁より甲状軟骨下縁までの距離が1〜2横指以内）は慢性閉塞性肺疾患，特に肺気腫徴候である（図5-6）

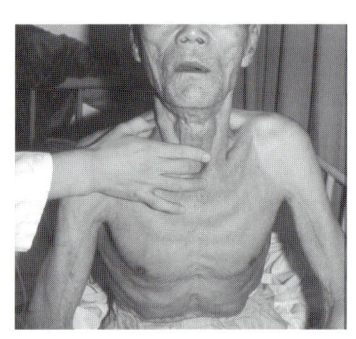

図5-6◆気管短縮
カラーアトラスp.11参照

❷ 甲状腺腫は胸腔内甲状腺腫合併の可能性があり，上縦隔腫瘍の鑑別診断に資する

❸ 頸動脈の躍動性拍動は1回心拍出量増大を意味し，呼吸器とのかかわりでは慢性貧血を伴う肺疾患や高二酸化炭素血症および肺内動静脈瘤の存在などを鑑別する

❹ 頸静脈怒張は緊張性気胸，肺癌に伴う心タンポナーデ，大量肺血栓症による肺高血圧や上大静脈症候群を鑑別する．呼気時にのみ怒張し吸気時には虚脱する頸静脈の動態は1秒量が700 ml以下の閉塞性肺疾患の所見である

❺ 胸鎖乳突筋の活動性の亢進は1秒量＜1 lの気流障害の指標とされており，その肥大は同障害の慢性化を意味する

❻ 中斜角筋の活動性亢進は努力肺活量＜1 lの拘束性肺機能障害の指標とされ，またその肥大は慢性閉塞性肺疾患の徴候である

❼ 吸気時に鎖骨上窩が陥凹する所見は1秒量＜700 mlの閉塞性肺機能障害を示唆する

4．腹 部

腹部

❶ A群β溶連菌呼吸器感染，特に胸膜炎ではときに急性腹症の症状を呈することがあり，鑑別上，注意を要する[2]

❷ 横隔膜神経麻痺に際し，吸気時に腹壁臍部が罹患側へ移動する

❸ 下行性腹壁静脈怒張は奇静脈より中枢側で閉塞した上大静脈症候群で認められる
❹ 悪性リンパ腫やサルコイドーシス，その他の呼吸器疾患でときに肝脾腫を触れる
❺ 食道または胃気管支瘻の存在は飲水時に咳発作を伴い，また反復性下気道感染の原因となる
❻ 腹水の存在は胸水貯留をもたらすことがある
❼ 横隔膜下膿瘍は胸水や膿胸を併発しやすく，また，気管支・胸膜・腹腔瘻の原因となり得る
❽ 急性壊死性膵炎は胸膜炎だけでなく，ときにARDSを併発する
❾ 腹腔臓器腫瘍は肺転移を起こしやすい

5. 四 肢

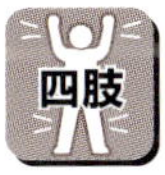

❶ 長管骨骨折は肺の脂肪塞栓と関係が深く，深部血栓性静脈炎は肺塞栓症とかかわりが深い
❷ 感染性静脈炎や四肢深部膿瘍は敗血症性肺塞栓症を起こすことがある
❸ 肥大性骨関節症は肺癌，胸膜腫瘍，気管支拡張症などに合併し，ばち指は特発性および膠原病性間質性肺疾患，肺癌，気管支拡張症，慢性呼吸器感染症，DPB，肺内動静脈瘤などに伴う
❹ レイノー現象や毛細血管炎所見などの膠原病徴候も四肢でみられる
❺ 四肢筋麻痺は肺癌によるEaton-Lambert症候群や胸腺腫を伴う重症筋無力症，慢性呼吸不全を伴うmyotonia dystrophicaなどを鑑別する
❻ 急激な高二酸化炭素血症の発現は四肢の羽ばたき振戦（図5-7）を誘発する．また，慢性化すると下腿の浮腫を伴う

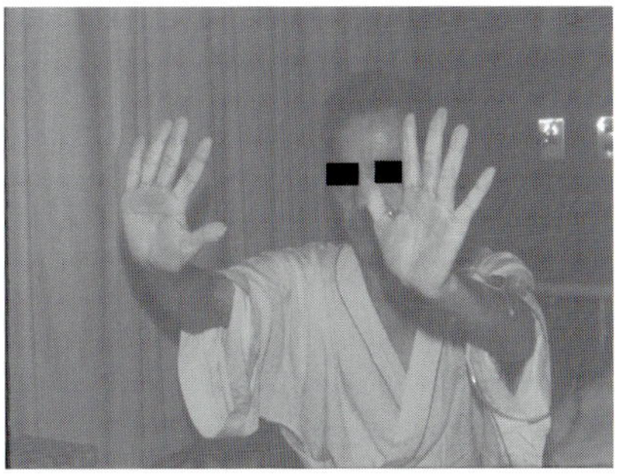

図5-7◆羽ばたき振戦診察法
カラーアトラスp.11参照

3. 呼吸器疾患における胸部身体所見

五感を駆使した胸部身体診察法

嗅診
1. 喀痰や胸水の悪臭は嫌気性感染症を示唆する
2. 吐息のアセトン臭（糖尿病性クスマウル大呼吸）やアンモニア臭（尿毒症性肺臓炎および肝性昏睡）がときに特異的な病態を示唆することがある

視診

1 胸部皮膚所見
前胸部皮膚には種々の特徴的な所見が認められ，ときとして疾患のオリエンテーションを提供してくれる．

1. くも状血管腫を伴う女性化乳房は肝硬変を疑わしめるが，肺癌（特に大細胞性）や睾丸腫瘍，薬物（治療用女性ホルモン，ジギタリス，アルダクトン，その他）でも女性化乳房をきたすことがある
2. ニキビ様皮疹はサルコイドーシスを，頸部から前胸部に分布する出血斑はアミロイドーシス，前腋窩部の点状出血は長管骨骨折に伴う脂肪塞栓を強く示唆する
3. 前胸壁の静脈の怒張・蛇行は上大静脈，その他の静脈閉塞を意味し，その走行により解剖学閉塞部位の推定が可能である

2 胸郭変形所見
鳩胸，ピラミッド胸，漏斗胸などの先天性胸郭変形，肺の容積変化に基づく胸壁陥没や樽状胸，カリエスなどによる胸椎変形などの胸郭変形は視診により容易に診断される．

3 胸郭の呼吸性運動[3]
正常な胸郭呼吸運動は，吸気に際し肋間腔は開大し，前胸郭は鎖骨および第1肋骨・胸骨接合部を支点としてポンプの把っ手様に動き，また，季肋部では外・上方に開大する．腹部と胸郭の動きは常に，協調的であることが原則である．

1. 奇異運動
   多発肋骨骨折や横隔膜神経麻痺では左右胸郭の協調運動が失われ，呼吸筋疲労に際しては胸郭と腹部の呼吸性協調運動を欠く
2. ポンプの把っ手運動の消失
   胸郭を側方から観察すると，正常人では吸気時に鎖骨および第1肋骨の胸骨との接合部を支点とした胸郭のポンプの把っ手様の運動が認められる．重篤な閉塞性肺疾患ではこの呼吸性胸郭運動が消失する．こ

の所見はFEV 1.0＜0.7 l, %FEV 1.0＜40%, PFR＜2 l の気流障害の指標となる

❸バケツの把っ手運動の消失

胸郭の呼吸性運動を正面から観察すると，季肋部は外・上方に拡大するが，FEV 1.0＜0.7 l の閉塞性肺疾患ではこの動きが消失する

❹Hooverの徴候

さらに気道閉塞が重篤化すると，季肋部は吸気時に内方へ陥凹し，これをHooverの徴候と呼ぶ．同様にFEV 1.0＜0.7 l の気流障害の指標である

触診

❶胸郭の触診により，軟部組織や骨組織の腫瘤や圧痛を探り，肋間腔の開大・膨隆（緊張性気胸，大量胸水，高度の気腫性変化）や狭小化および陥没（無気肺，線維性肺萎縮，気管支拡張性萎縮など），皮下気腫，怒張静脈の走行などを知る

❷心拍最強点（PMI：Point of Maximum Impulseまたは心尖拍動）の位置を確認する．通常左心室が作る心尖拍動は肺性心を有する慢性呼吸器疾患患者では右室により作り出される．その位置は慢性閉塞性肺疾患患者では心窩部に存在し，FEV 1.0＜1.0 l, %FEV 1.0＜50%, FVC＜2 l, PFR＜3 l の気流障害の指標である．また，慢性拘束性肺疾患の患者群では，病態によりその位置が異なり，例えば無気肺では罹患部位に偏位し，両側びまん性肺線維症などでは傍胸骨域に偏位することが多い

打診

打診法は胸部X線と同様に，水と空気の含有量を頼りに行われる．

肺尖部の打診は直接鎖骨を叩打する（直接打診法）．その他については指背部を間接的に叩き（間接打診法），音の響きと被打指腹に伝わる感触を参考に判断する．

胸郭の場合，胸壁から5 cmの深さ以内の病変の診断にのみ応用されるのであって，それより深部の病変については限界があることを銘記する．

1　鼓　音

気胸，巨大空洞，ブラや肺気腫，横隔膜ヘルニアなど空気含量の増加した病態で認められる．

2　濁　音

水分含量の多い病態を反映し，完全濁音と半濁音に区別される．

❶完全濁音

胸水や胸壁に接する巨大腫瘍などで認められるが，胸水の場合にはその直上部にSkoda' zoneと呼ばれる半濁音を伴う気管支音聴取域を有する．

❷半濁音

胸膜腔に隣接する塊状肺炎や腫瘍，無気肺，萎縮肺および胸膜肥厚などに認められるがSkoda' zoneを伴わない．

聴診

最近の肺音図の導入により，諸種の呼吸副雑音に科学的なメスが加えられ，その生理学的意義が解明されようとしている．心雑音の存在が収縮期と拡張期では，その器質的・生理解剖学的意義に違いがあるように，呼吸副雑音についても呼気・吸気相における副雑音の病態・生理学的相違が判明しつつある[4]．

1 正常呼吸音

❶気管音

頸部気管直上に聴診器を当てると，呼気相で音の高さと長さが吸気相に比し大きい気管音を聴取する．この種の音が気管以外の部位で聴取されると異常呼吸音である．

❷気管支音

傍胸骨部および背部の肩甲骨間において，呼気・吸気における呼吸音の高さと長さがほぼ同程度に聞こえる気管支音が聴取される．この種の音がほかの部位に聴取されると異常であり，塊状肺炎，萎縮肺，無気肺，巨大空洞および肺葉切除または肺切除部位などを鑑別する．

❸肺胞呼吸音

通常の肺野において聴取される正常呼吸音であり，原則として吸気相の音の高さと長さが呼気相を圧倒する．肺胞呼吸音の減弱ないし消失は気胸，巨大ブラ，大量胸水，高度の肺気腫などを考える．

2 異常呼吸音

❶呼吸副雑音

呼吸副雑音は断続性の副雑音・ラ音（crackles）と連続性副雑音すなわち喘鳴（wheezes）とに大別され，さらに特殊な副雑音を区別する．

【ラ音（crackles）】

①ralesやcrepitants，その他，種々の表現法で混乱していた断続性呼吸副雑音は，今日，cracklesで統一される

②ATS（American Thoracic Society：米国胸部学会）の分類によればcoarse cracklesとfine cracklesに分けられる[4]

③英国学派によればラ音には呼気性と吸気性があり，前者は気道内の分泌物の存在を，また後者は気道の開口音（opening sounds）を反映するとされる．吸気性ラ音はさらにearly inspiratory（吸気

初期），early to midinspiratory（吸気初期・中期），late inspiratory（吸気終末期）およびpaninspiratory（全吸気）に分けられ，それぞれ閉塞性肺疾患，気管支拡張症，間質性病態および肺胞性病変を反映する[5,6]

④early to midinspiratory cracklesの特徴は吸気終末に向かうに従いdecrescendoに消退していくのに対し，late inspiratory cracklesは逆にcrescendoに増大する

⑤皮下気腫に際して聴取されるラ音は，聴診器を軽く押すと音が増大することにより鑑別される

【喘鳴（wheezes）】

①ATSは基本周波数に基づいて，400 Hz以上の連続性呼吸雑音をwheezes，200 Hz以下の場合をrhonchusと分類している[6]

②連続性呼吸副雑音は基本的には呼気に聴取されるが，喘息発作時に聴取される喘鳴の強度をJonnsonら[7]は表5-2のように分類した

表5-2 ◆ 喘鳴の強度分類（Jonnson）[7]

0	喘鳴を全く聴取しない
I	強制呼気のみに喘鳴を聴取する
II	平静呼吸下で呼気時のみに喘鳴を聴取
III	平静呼吸下で吸気，呼気ともに喘鳴を聴取
IV	平静呼吸下で吸気，呼気ともに喘鳴をするが弱い呼吸音そのものも弱く，いわゆる"silent chest"

③吸気時に聴取される喘鳴は重篤な気道攣縮の徴候であるが，同時に気道内の器質的病変（分泌物貯留，浮腫，狭窄，異物または腫瘍など）の存在を鑑別する

【特殊な呼吸副雑音】

①縦隔気腫や左気胸に際し左傍胸骨域に心音に連動して聴取されるラ音をHamman's crunchと呼ぶ

②胸膜摩擦音は耳に近い低音の鈍い連続性呼吸副雑音として聴取される

③高度の湿性気管支拡張症では，吸気・呼気両相性のラ音に混じって革が軋むような連続性副雑音が聴かれ，leathery crepitationと表現される

④横隔膜ヘルニアではときとして肺野に腸雑音を聴取することがある

【その他の異常呼吸音】

音声振盪，胸郭振盪およびegophony：塊状肺炎，萎縮肺，胸水直

上部（Skoda'zone）などに聴診器や手掌を置いて患者に発声させると音声が増幅して伝達されることをいい，このとき聴診上，"e"と発声せると"a"と変音して聞こえる現象をegophonyという

文献

1) 宮城征四郎，伊礼壬紀夫，神野　悟：肺機能障害における前，中，後斜角筋の動向．「厚生省特定疾患呼吸不全調査研究班 昭和61年度業績集」，pp129-131, 1987
2) Jassy, L. N. : Staphylococcal and streptpcoccal pneumonia. Manual of Clinical Problems in Pulmonary Medicine, 2nd ed. Little Brown, p24, 1985
3) 宮城征四郎：COPDにおける理学所見と肺機能検査値との関係．臨床病理，38：415-419, 1990
4) Report of the ATS-ACCP Ad．Hoc，Subcomittee on Nomenculature. ATS news, 3：5, 1979
5) Nath, A. R., et al. : Inspiratory crackles-eafly and late. Thorax, 29：223, 1974
6) Nath, A. R. & Capel, L. H. : Lung crackles in bronchiectasis. Thorax, 35：694, 1980
7) Jonnson, S., et al. : Comparison of the oral and intravenous routes for ttreating asthma with Methylprednisolone and theophylline. Chest, 94：723, 1988

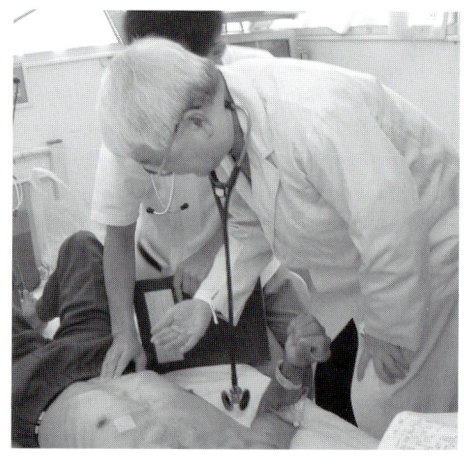

◆**胸部身体所見を指導**◆

実践編

第5章 ベッドサイドにおける臨床指導の実際

3. 研修医ならびに指導医のメンタルケア

1. スーパーローテーションによる問題点

1 研修医の引きこもり

　初期臨床研修必修化導入以後，医育機関はもとより学外の臨床研修指定病院においてもさまざまな問題が噴出してきた．スーパーローテーションにより，研修医は頻回に科から科へと移動を余儀なくされ，科ごとに学ぶ内容がそれぞれ大きく異なるため，その戸惑いは計り知れない．適応能力に長けている研修医にはさほど問題はないとしても，なかには適応障害者がいる．特にコミュニケーションの苦手な研修医にとっては，折角，努力して築き上げたその科での人間関係が，移動により再び一からの再構築となる．明朗でコミュニケーション上手な研修医にとっては，それはむしろ新しい挑戦であり，楽しい刺激となり得ても，コミュニケーション・ブロックのある若者にとっては大きな苦痛を伴うものであるらしい．

　最近，伝え聞くところによれば科から科へのローテーションに際して研修医の引きこもりが目立つという．ここ沖縄だけでもプロジェクトによっては数人の研修医が引きこもり，なかには脱落した者もいるらしい．厚生労働省へのそのような研修医に関する各病院からの報告はこれからであろうが，全国規模では驚くような数字になる可能性を否定できない．

　また，マッチングにより入職したものの，第一希望病院から外されていたり，病院と肌が合わずに激しく後悔している研修医たちもかなりの数に上るようである．

　国民を始め，研修医およびその周辺の医療界に良かれと導入される新しい制度でも，常に定着するまでには紆余曲折があり，時間がかかることは予想の範囲内ではある．しかし，現実に発生している諸々のトラブルは看過できないレベルに達しているようである．

2 スーパーローテーションで孤独になった研修医

　従来の大学におけるストレート研修では，どの講座にとっても入局してきた研修医は将来，間違いなく自分たちの仲間となる貴重な金の卵であり，医局を挙げて手塩にかけて育て上げる土壌があった．多少，研修医の性格やコミュニケーションに問題があっても，それなりに対応しつつ育成してきた．すなわち，研修医

のtailoringである．人情味のある，面倒見のよい医局長が個々の研修医に対して十二分な目配りをしてきた実績がある．

　しかし，スーパーローテーション研修医は卒前の医学生と同様，医局とは直接にはなんら繋がりのない，いわばお客さんである．入局してきた時代の研修医とは明らかに対応も違い，研修指導にも個人的な面倒見も従来とは趣を異にすることは十分に考えられることである．各科が個別に対応するには接触期間が短かすぎる恨みがある．研修センター機構を発足させて対応する試みもあるようであるが，残念ながら十二分には機能しているとは言い難い．

　研修医は実に傷つきやすい存在である．指導医の不用意な叱責や罵詈雑言におののき，看護師やコメディカルの底意地の悪さにも深く傷つく．研修医はスーパーローテーションのなかで，悩みを打ち明ける兄貴分的存在を失い，一人鬱々として研修意欲を失い，結果的には引きこもりに陥ってゆく．前述したMarion, R.著『Rotations』[1]（邦訳『アメリカ新人研修医の挑戦』[2]）にも述べられている通り，わずか研修開始1日で深く人格を傷つけられ，翌日，医師たることを断念したインターンの実例が報告されている．

2．研修医のメンタルケアに向けて

　過去40年近く，スーパーローテーションによるアングロ・アメリカ方式の研修プロジェクトを推進してきた沖縄県立中部病院では，そのような研修医のメンタルケアに向けて，**比較的年齢の近いヤングスタッフをmentor（メンター）あるいはtutor（家庭教師的存在）として研修医個々に振り分けるシステム**を導入してきた．すなわち，話しやすいお兄さん，お姉さん指導医の存在である．それが果たして奏功しているか否かについては定かではない．しかし，少なくとも「引きこもり現象」をいくばくかなりとも防げてきたものと思われる．

　問題は**研修制度そのものを一般社会や医療界がどう理解し，研修医をどう育成するかの認識にある**．いかなる科の専門家になろうとも，総じて彼らは将来の日本の医療を担うきわめて大切な存在であるという認識がキーポイントである．彼らが素晴らしい医師に育つことは，将来の日本の医療に明るい展望が拓かれることである．彼らを一人でも失うことは日本の医療界にとって大きな損失である．彼らをとり巻く人々がそのように認識し，彼らとは共通の目標をもって接触するように心がけることから彼らのメンタルケアは始まる．決して甘やかすのではないが，絶えず彼らを鼓舞する努力を怠らないことである．

3．指導医にも大きなストレス

翻って指導医側のメンタルケアも同様に重視されなければならない．指導医は確かに忙しく，時間的にゆとりのある指導医は本邦には一人もいない．特に医育機関の指導医は研究，教育，診療を同時に担い，息つく暇もない．なかでも研修医教育は評価指標に乏しい不毛の荒野である．研修医教育は本邦ではほとんど評価の基準にならない．上からは情熱溢れる指導を求められ，最近導入された研修医側の厳しい評価システムも無視できない．指導医にとっての上下からの圧力は大きなストレスである．

ストレート研修で育ってきた指導医には自分の専門分野以外の幅広い臨床の基本が身に付いていない．指導医講習会などに参加して，指導医資格をいくつか取得しても現実には何をどう教えたらよいのか皆目，見当がつかない．自然，研修医相手の日々が苦痛となる．現実に指導医側にも引きこもり現象が多少，垣間みられるという．

筆者の長年の経験によれば，**臨床指導は臨床医学の面白さ，奥深さ，そしてその大切さを知ることから始まる**ものと思われる．また，臨床が好きでなければ長続きはしない．そのためには指導上，何が基本で，何が大切であるかを研修医とともに日々，悩みつつ学び合うことである．常にlearning issueを共有し，こつこつと積み上げることである．その楽しみ，その喜びは経験者にしか理解できない．

指導医にとってのストレス解消法は「**教えることは学ぶこと**」と認識して研修医の指導そのものを徹底的に楽しむことである．それが結果的に社会に役立つとすれば，楽しみはさらに倍加する．それ以外のストレス解消法などあり得るはずはないのである．

文献
1) Marion, R.：The Intern Blues：The Private Ordeals of Three Young Doctors. William Morrow & Co, 1989
2) ロバートマリオン：「アメリカ新人研修医の挑戦−最高で最悪の12カ月」．（田中芳文訳），西村書店，2004

実践編

第6章 ベッドサイドにおける教育回診の実際
1. 患者ケアと研修医に役立つ回診法

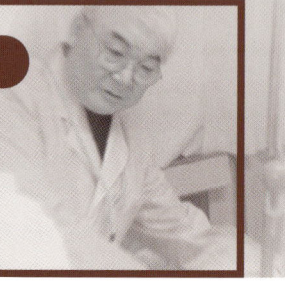

　病棟や救急室，集中治療室における指導医の回診のしかたにはそれぞれ，種々の工夫が凝らされているものと思われるが，指導医，研修医ともに貴重な時間をやりくりしつつ回診するのであるから，まずもってそれが患者ケアに役立ち，さらには研修医にとっても大きな収穫が得られるのでなければならない．

　患者ケアならびに研修医たちに役立つ回診法とは一体，何か．筆者なりの指導方法をここで紹介したい．

1. 教育回診

　指導医は自分の指導・監督下にある研修医に新患が入院してくる都度，可及的速やかに教育回診を行わなければならない．診療は最初が肝心であり，検査もまだ一切行われていない時期こそ，教育上，回診の最もよきタイミングである．

　ただし，研修医がバイタルをとり，問診，身体所見をとり終えた後，問題点を整理し病態生理を考える段階でないと回診をする意味がない．

　特に救急室経由で入院してきた患者群については，生命徴候の生理学的解釈をともに検討するところから教育回診は始まる．

回診時の留意点

回診に際しては常に以下のことに留意する．
1. 患者の病態が急性か慢性かの区別をただちに行う
2. 急性であればバイタルサインの異常を病態生理学的に解釈する
3. 患者が訴える症状は生理学的に，病変は常に病理学的に説明する
4. 考えられる患者の病態の診断に**必要最小限の検査項目**を優先順位をつけて検討する
5. 病態理解のための真実は常に**ベッドサイド**にあるのであって，決して臨床検査値にあるのではないことを教育する．臨床検査値に異常があれば，常に患者の症状や身体所見，バイタルと併読する
6. 鑑別診断は可及的に広く網掛けを行い，カテゴリーによる鑑別から入る
7. 研修医が処方する薬剤の薬理作用，使い方，投与方法，投与期間についての

討論をする
8. 研修医が挿入するラインの適応，留置期間，感染対策に留意する
9. 次に患者に起こりうる変化や合併症を逸早く察知して「**先手必勝の対応策**」
　　を講ずる訓練をする
10. その他：
　　回診中は時々，患者の病態に即して**ミニレクチャー**を挿入する
　　研修医の身体所見が正しいか否か必ずチェックする
　　報告のない重要な身体所見の見逃しを補う

　このような回診を現実のものとするためには以下のような基本的知識や心構えが要求される．

❶ 病態の急性と慢性の違い
❷ バイタルの病態生理学的解釈
❸ 研修医の症例報告に対する指導とproblemsの病態生理の検討
❹ 症状の生理学的説明とは
❺ 検査値のバイタルとの併読とは
❻ 病態生理と疾患カテゴリーの整理
❼ 優先順位に基づく臨床検査の組立て（必要最小限）
❽ 薬剤，ラインの適応，期間の討論
❾ 先手必勝の医療とは

1 病態の急性と慢性の違い

　慢性疾患は緊急治療や処置を要しないが，急性病態は常に判断を誤ると患者の死と隣りあわせである．したがって素早い急性，慢性，慢性の急性増悪病態の判断が求められる．

病態の特徴と定義

・急性病態は症状が激しくバイタルの異常を常に伴う
・慢性病態はほとんど無症状でバイタルは安定している
・慢性とは急性病態が他臓器により代償された状態と定義される

【例1】低酸素血症の代償機序
　急性期：網状赤血球↑，心拍数↑により心拍出量を↑
　慢性期：Hb↑，Hbの中の2,3-DPG↑，1回拍出量↑により心拍出量↑

【例2】高二酸化炭素血症の代償機序（呼吸性アシドーシスの補正）
　急性期：Hb中の炭酸脱水素酵素によるHCO_3^-の産生放出
　慢性期：腎尿細管によるHCO_3^-の再吸収（KClの尿中排泄↑）

【例3】腎不全（BUN，クレアチニンはともに高い）
　急性期：乏尿，腎肥大（ときにK↑）
　慢性期：多尿，夜間尿，萎縮腎

2 バイタルの病態生理学的解釈

　急性病態においては生命徴候が常に不安定であり，その病態生理学的解釈が臨床判断のいとぐちである．生命徴候を無視した急性病態の患者回診は成立しない．そのためには以下のような生命徴候に関する基礎知識の集積が求められる．

　バイタルには血圧，脈拍，呼吸数，体温のほかに意識状態，尿量をも加えて判断する態度が望ましい．近年，生命徴候の監視がデジタル化により簡素化されたため，医療者自らが脈をとり，呼吸数や血圧を測定するという姿勢が失われた．特に呼吸数はデジタルに表わされないため，ほとんど医療者に無視され，記載されないという現実がある．

　呼吸数はバイタルのなかでも最も重要な要素の一つであり，呼吸数のない生命徴候など無意味であり，医療の真のレベルが問われる．

1．血　圧

- 乏尿を伴う低血圧はショックという
- 高血圧，低血圧を認めたら常に脈圧に注意する．急性病態では脈圧＞（0.5 × 収縮期血圧）の大脈圧を伴う高血圧はカテコラミンの作用を考慮する（心不全の方が呼吸不全より初期には血圧は高い・心不全の際のカテコラミンに対する末梢のdown regulatorは α2受容体である）[1]．逆に脈圧＜（0.25 × 収縮期血圧）の小脈圧を伴う低血圧は尿量と併読し，心低拍出量を考える
- 脈圧は心臓の1回拍出量により作り出される．したがって脈圧の大小は1回拍出量の多寡を表すものと解釈される

【例1】大脈圧，小脈圧を伴う血圧値
　①脈圧＞（0.5 × 収縮期血圧の高血圧）＝大脈圧を伴う高血圧
　　・急性期病態：発熱，疼痛，呼吸不全，循環不全，運動直後，低血糖
　　・慢性期病態：慢性貧血，大動脈弁閉鎖不全，甲状腺機能亢進症，肝硬変，脚気，その他

② 脈圧＜（0.25 × 収縮期血圧）の低血圧＝小脈圧を伴う低血圧＋意識障害，乏尿＝低拍出性ショック（low output syndrome：hypovolemic vs obstrucive）
  ・脈圧は心臓の1回拍出量（stroke volume）により作り出されるので，小脈圧を伴う低血圧は低拍出性ショック（low output syndrome）である．これにはhypovolemic vs obstructiveがあり，前者は脱水や失血などに代表され，後者は心タンポナーデ，緊張性気胸（compressive），大量肺塞栓症などに代表される．鑑別は頸静脈の動きであり，前者では虚脱しているのに対し，後者では怒張が認められる

【例2】hypovolemiaの血圧変動による判断法

○奇脈＝収縮期血圧の呼吸性変動（吸気と呼気の差が10 mmHg以上）

奇脈は吸気時の収縮期血圧が呼気時に比して10 mmHg以上低下する現象をいう．その詳しい機序は必ずしも定かではないが，臨床的には心タンポナーデ，重症喘息発作，収縮性心外膜炎，肺気腫などで認められる．気管支喘息や肺気腫では1秒率が期待値の25％以下になったとき，あるいは1秒量絶対値が500 mlを切ったときに発現するといわれる．

奇脈の確認にはまず血圧測定を反復して大まかな収縮期血圧の値を知る．奇脈の確認時には，予め知っておいた収縮期血圧の値に向けてゆっくりと（できれば1 mmHg単位で）血圧計の水銀柱を下げていく．するとコロトコフ音が呼気時にのみ聴取され始めるので，そのときの収縮期血圧を記しておく．さらにゆっくり血圧計の水銀柱を下げていくと，やがて呼気にも吸気にも同音が聞こえ出す．そのときの値をまた記録する．最初に記録した値と後の値の差が奇脈圧となる．

○体位性低血圧

臥位では自覚しないめまいが座位や立位で発現する（hypovolemic）．また，臥位と座位の平均血圧の差が5 mmHg以上．

○Tilt test

頭部高位で脈拍数が30以上増加する．

○出血時の出血量のバイタルによる推量法

消化管出血や外傷による体腔内出血の際，その出血量を大まかに判断する方法として表6-1の指標が用いられる．

表6-1◆消化管出血時の出血量の大まかな判断法

身体所見	推定出血量	（全血液量％）
正常	0〜15％	（0〜750 ml）
体位性低血圧	20％	（1,000 ml）
安静時頻拍	25％	（1,250 ml）
収縮期血圧	＜80 mmHg	＞30％（＞1,500 ml）

2．脈　拍

- 脈拍数 140 /分と 120 /分では病態的に意味が違う
- 高齢者の疼痛，発熱，呼吸不全のみでは120 /分を超えることは稀
- 心不全では高齢者でも130～140 /分は珍しくない
- 脈の拍動に注意：速脈，遅脈/躍動 vs 微弱/大脈 vs 小脈/不整脈に注意
- 発熱の脈拍数は華氏1度（0.55 ℃）上昇ごとに10 /分づつ増える[2)]
- 1,000 ml 以上の出血は安静時に脈拍 30 /分以上増加する
- 躍動性動脈拍動は1回拍出量の増大を示す
- 膝動脈が躍動して触知される場合はARを考慮
- 不整脈の直後の脈の躍動はPVCの証拠である（PVC後の不応期による心室への血液還流量の増大）

3．呼　吸

- 数に注意：呼吸不全時には呼吸数が急性 vs 慢性病態を決定する
- RR＞30：要注意
- RR＞40＝危険
- RR＜6：要注意または危険
- 急性腹症では決して通常の2倍の頻呼吸は来ない[2)]
- ショックで頻呼吸を伴えば敗血症を考慮する
- 呼吸のパターンにも注意：浅速呼吸，下顎呼吸，Kussmaul呼吸，チェーンストークス呼吸，その他

4．体　温

1 高　熱

- 38.5℃以上の高熱は要注意
- 悪寒戦慄を伴えばもっと危険
- 高熱患者をみたら「敗血症」を必ず念頭において診療する
  注意点：悪寒戦慄を伴えば必ず血液培養を取る
- 意識障害，頻呼吸，白血球増多，低酸素血症，乏尿，代謝性アシドーシスの存在は，強くグラム陰性桿菌による敗血症を疑う
  注意点：必ず血液培養をとる→「敗血症」が強く疑われたら速やかに大量補液（1日4～6 l 見当量）に加えて広域スペクトルの抗生物質の選択投与

2 低体温

- 35℃以下は低体温と定義される．偶発的寒冷暴露によることが多いが，甲状

腺機能低下症（粘液水腫），敗血症，低血糖，溺水などでも起こることがある

軽　度：32〜34℃
中等度：28〜32℃
重　度：28℃以下

・心電図上，V₂〜V₅のST波が増高し，OsbornのJ波と呼ばれる．低体温が高度になればなるほど増波する特徴がある（図6-1）[3]

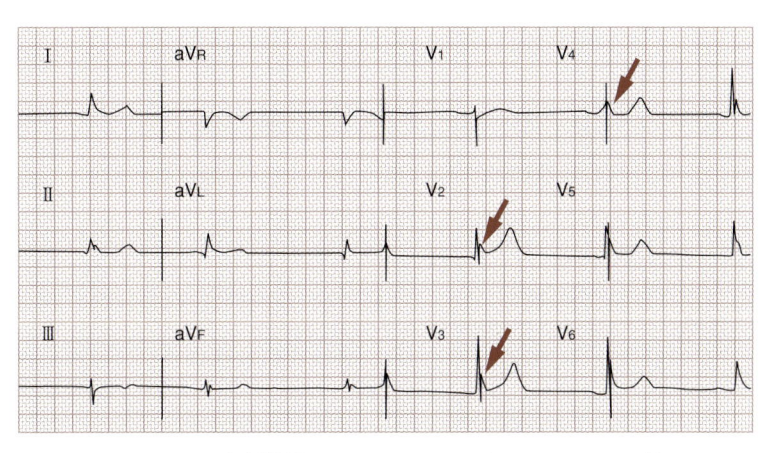

図6-1 ◆ 低体温でV₂〜V₅にみられるOsbornのJ波

5. 意　識

・救急室で病態の把握の前に50％のブドウ糖を20 ml注入することが原則とされる
・病態の鑑別はAIUEO-TIPS（表6-2）によるのが一般的であるが，次のような意識障害の区分もまた重要である（表6-3）

表6-2 ◆ AIUEO-TIPS

A	Alcohol	アルコール
I	Insulin	低血糖または高血糖
U	Uremia	尿毒症
E	Encephalopathy	脳症（肝性，電解質異常／Ca↑・Na↓，高二酸化炭素血症，低酸素血症）
O	Opiate	薬物中毒
T	Trauma	外傷
I	Infectious	感染
P	Psychosis	精神障害
S	Shock, Stroke	ショック，脳卒中

表6-3 ◆意識障害の区分

・興奮，不穏，見当識障害	危険な病態＝循環障害，重篤な低酸素血症
・傾眠，意識朦朧	危険な病態＝高二酸化炭素血症，薬物中毒，その他
・昏睡	脳血管障害，薬物中毒，代謝性意識障害，脳虚血，再重篤な低酸素血症状または高二酸化炭素血症＝$PaO_2 < 20$ Torr，$PaCO_2 > 65$ Torr

6．尿量

尿量は腎臓への血流の多寡を反映する．すなわち，主要臓器への循環血液量のよき指標となるので，必要に応じフォーリーカテーテルを留置して計測する．

- 乏尿：尿量＜30 ml/時間＝循環不全または急性腎不全，重篤な急性呼吸不全（内科的疾患）
- 無尿または排尿困難：閉塞性尿路障害（泌尿器科的疾患）

3 研修医の症例報告に対する指導とproblemsの病態生理の検討

問診のチェックポイント

1．主訴の作り方はどうか？
   主訴には必ず期間と程度を加えさせる．
   例：3カ月前からの労作時呼吸困難（H-J＝3度）−SOBOE of 3 months duration

2．既往歴，生活歴，家族歴，嗜好，海外旅行歴などにproblemsは含まれていないか？
   これらの中に発病と関係深い要因が認められることがある．
   例：新婚旅行でオーストラリアに行き，farm stayで羊の出産に立ち会った後，高熱を発症＝Q熱

3．救急室に来たのか，一般外来に来たのか？
   救急室に搬入される疾患はバイタルの異常，激しい臨床症状を伴うことが多い．生命徴候が違う．

4．救急受診なら生命徴候に問題はないか？
   上述3参照．

5．現病歴に含まれるproblemsは？
   関心のある臓器中心を避ける．すべてのproblemsを列挙（全人的アプローチ）．

6．これらのproblemsや症状は生理学的にそれぞれどう説明されるのか？
   例：下腿浮腫（心不全，腎不全，呼吸不全，低アルブミン血症，深部静脈炎など）

4 症状の生理学的説明とは

【例】呼吸困難－なぜ息苦しいのか？

1) 気管支閉塞？ 喘鳴？〔Jonnsonのrating, stridor？（inspiratory？）〕：上気道閉塞？
2) 換気障害による呼吸仕事量の増大？ 副呼吸筋の活動亢進？ 閉塞性 vs 拘束性，混合性？（活動性亢進している副呼吸筋はどれ？）
3) 労作性？ → 拡散障害？（拡散時間の短縮？）
4) 発熱？ → 拡散障害？（拡散時間の短縮？）
5) 低酸素血症？（SpO_2, PaO_2はいくら？）
6) 多呼吸？（RR＞40？）：過換気症候群？
7) 実は心悸亢進？（甲状腺機能亢進症）
8) H-J：IV度以上の慢性呼吸困難は末期の肺気腫，間質性病変または重篤な肺動脈高血圧
9) 急性びまん性肺病変：ARDS，肺水腫，肺胞出血（血痰を伴う），急性間質性病変，その他

5 検査値のバイタルとの併読とは

【例1】 動脈血ガス分析値の解釈

・同じPaO_2＝40 Torrでも脈拍数が120/分のときと80/分の場合では病態・生理学的意味は全く異なる（前者は呼吸困難を伴い急性，後者は慢性でほとんど無症状）

・同じ$PaCO_2$＝60 Torrでも呼吸数が40/分のときと18/分の場合では病態・生理学的意味は全く異なる（前者は呼吸困難を伴い急性，後者は慢性でほとんど無症状）

【例2】 BUN

・同じBUN＝80 mg/dlでも乏尿と多尿では病態が全く異なる（前者は急性腎不全，後者は慢性）

6 病態生理と疾患カテゴリーの整理

1．病態生理

#1．急性カテコラミン放出（生命徴候）は$PaCO_2$＝60 Torrによる？
#2．II型急性呼吸不全（ABG）？
#3．呼吸筋疲弊？（身体所見）の結果？

2．疾患カテゴリー

#1．重症気管支喘息発作？

＃2．COPDの急性増悪？

7 優先順位に基づく臨床検査の組立て（必要最小限）

　　1．ピークフロー
　　2．ABG？
　　3．CBC，生化学
　　4．Chest X線，Chest CT？ 何のために？
　　5．その他？

8 薬剤，ラインの適応，期間の討論

　　研修医はとかく，必要以上に薬剤を処方したがり，また，むやみにラインを挿入したがる傾向にある．指導医は常に処方される薬剤の適応，投与経路，投与期間などについて問いただす．挿入予定のラインについてもその必要性，ライン合併症とその予防や処置の方法，留置期間を検討する．回診中に不必要なラインは討論のうえ，抜去する．

9 先手必勝の医療とは

【例1】慢性湿性咳嗽患者における胸痛
　→ 痛みのための咳抑制
　→ 排痰困難
　→ 気道内痰貯留
　→ 重症肺炎併発の可能性
　→ 肋間神経ブロックを含む強力な鎮痛を要す

【例2】高熱患者の頻呼吸，意識障害，乏尿，悪寒戦慄，低酸素血症状，白血球増多，代謝性アシドーシスの存在
　→ グラム陰性桿菌による敗血症の可能性大（間もなくショックを起こす）
　→ 血液培養，大量補液，抗生物質の選択投与
　→ 血圧低下ならSwan-Ganzカテーテルの挿入，循環動態モニタリング

2. 回診中に挿入するミニレクチャーの実例

症例に即してプロブレムに関するミニレクチャーを行う．

例：高血圧患者の場合

高血圧患者を診たら一度は必ず
- □ 本当に本態性か？
- □ もしかしたら続発性？

の疑問を呈する．

特に重症高血圧（悪性高血圧），若年性または50歳以上の発症，高血圧の家族歴なし，降圧薬不応性などを認めた場合
- □ renovascular
- □ 腎疾患
- □ 内分泌（褐色細胞腫，原発性アルドステロン症，クッシング症候群）
- □ 避妊薬の服用
- □ SAS
- □ 甲状腺機能低下症
- □ 副甲状腺機能亢進症

などを検索する

文献

1) Aggarwal, A., Esler, M. D., Socratous, F. & Kaye, D. M.：Evidence for functional presynaptic alpha-2 adrenoceptors and their down-regulation in human heart failure. J Am Coll Cardiol, 37（5）：1246-1251, 2001
2) Sapira, J.D. : The Art and Science of Bedside Diagnosis. Urban and Schwarzenberg, 1990
3) Graham, C. A., McNaughton, G. W. & Wyatt, J. P. : The electrocardiogram in hypothermia. Wilderness Environ Med, 12 : 232, 2001
4) 宮城征四郎：問診と理学所見の取り方．「呼吸器病レジデントマニュアル第2版」，（泉 孝英，宮城征四郎 編），pp62-65, 医学書院, 1994

実践編

第6章 ベッドサイドにおける教育回診の実際
2．呼吸器病学における問診

1．呼吸器病学における問診の臨床的意義

① 超近代的な医療診断機器の開発・導入により，かつて診断学の基礎として最重要視された問診・身体所見診療法が次第に等閑にされてきている
② 問診法はいわゆる検査点数至上主義の医療保険制度のなかできわめて低い評価しか受けず，次第にその影を潜めつつある
③ 一方では"プライマリ・ケア"の重要性が声高に叫ばれ，本邦における医療界の大きな地殻変動のなかで，問診・身体所見の重要性が再びクローズアップされてきた
④ 航空・船舶輸送手段の発達に伴う国際的な人的交流，海外旅行や海外での長期滞在，移住などを通じ，本来，本邦で経験しなかった諸種の疾患が臨床家を悩ませる時代であり，問診の重要な要素になりつつある
⑤ 患者の自他覚症状は常に病態・生理学的に解釈を試みることが重要である

2．呼吸器疾患特有の病歴聴取[1)]

① 呼吸器は自らの意志とは無関係に気道を介して常に外界と交流する唯一の内部臓器である
② 居住環境や喫煙などの個人の嗜好の影響を受けやすい臓器である
③ 血流を介して他臓器との機能的関係が密なことから，全身性疾患や他臓器病変のいわゆる"鏡"となりやすい
④ したがって，

問診のポイント

- ☐ 既往歴，家族歴，職業歴
- ☐ 喫煙・飲酒，常用薬などの嗜好
- ☐ 以前の胸写歴，BCG接種歴，ツ反歴
- ☐ 居住環境や居住地における地方病の有無および併発症
- ☐ 海外移住歴や旅行歴
- ☐ ADL（日常活動の程度）
- ☐ 動物飼育歴

などの詳細な問診が要求される．

3．呼吸器疾患に特有な症状

1 主訴の記載上の注意

呼吸器疾患に特有な症状には咳，痰，呼吸困難，喘鳴，血痰または喀血，胸痛，嗄声，鼾などが含まれるが，主訴として記載する場合には一つの単語のみにとどめるのは賢明でない．

主訴の作り方のポイント

各症状の
1．発症のしかた（突発性，急性，慢性）
2．持続期間
3．程度
4．随伴症状
5．増悪または軽減因子（体位，深呼吸，息堪えなど）

などの詳細を付け加えれば，主訴だけからでもある程度の疾患のオリエテーションがつきやすい．

例えば，
①単に主訴を"咳"と記載するだけではその鑑別診断は無限に広がる
②「4日来の黄色痰を伴う咳と1回のみの悪寒戦慄を伴う発熱」と記載すれば，この主訴だけから急性細菌性呼吸器感染症が最も考えられる
③「1回の悪寒戦慄を伴う発熱」から肺炎双球菌（図6-1）を起炎菌とする菌血症の併発を疑わしめる（1回だけの悪寒戦慄は肺炎双球菌特有の症状であり，他の菌による呼吸器感染症では多くの場合，反復する悪寒戦慄を自覚することが多い）

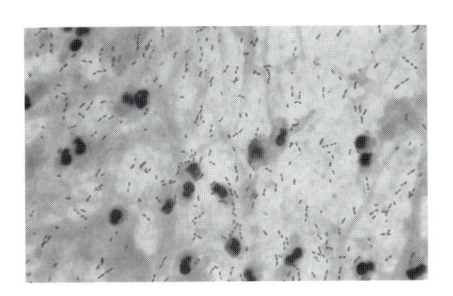

図6-1 ◆肺炎双球菌
　　　グラム染色痰細菌検査．カラーアトラスp.11参照

2 併発症や嗜好その他の問診上の重要性

①重喫煙歴を有する慢性開塞性肺疾患患者における院外呼吸器感染症の起炎菌はインフルエンザ桿菌と肺炎双球菌およびモラクセラ菌（Moraxella catarhalis）が多い
②大酒家，糖尿病および尿毒症患者では肺炎桿菌（Klebsiela pneumoniae）のことが多い
③成人T細胞性白血病（ATL）患者で糞線虫症を合併している場合は，肺炎桿菌と大腸菌が起炎菌であることが多い
④海外での農業研修から帰国した青年にCoccidioidomycosisが診断されたことがあるなど，個人の嗜好や併発症などが市中呼吸器感染症の起炎菌の予測に役立つこともあり，詳細な病歴聴取の重要性を示唆する．

4．呼吸器症状の詳細と診断学的意義

各症状のポイント

1 咳

急性と慢性，湿性と乾性に分かれる．
乾性の咳は間質性肺炎，気道異物，刺激性ガス吸入，胸膜炎，気胸などを，湿性の咳は呼吸器感染症，気管支炎，気管支拡張症，DPB，心不全，ときに一部の気管支喘息などを鑑別する．特に深吸気により誘発される咳はコンプライアンスの低い肺病変患者に多い．

2 痰

①量

寝床にティッシュペーパーを置いている場合には，1日痰量が30 ml以上，痰壺の場合には100 ml以上の痰量を示唆する．大量の喀痰は肺膿瘍，気管支拡張症，DPB，気管支胸膜瘻，一部の気管支喘息患者（slurry sputum）に認められる．

②着色

黄色（諸種の細菌感染症），淡黄色（気管支喘息，その他），鉄錆び色（肺炎双球菌感染症），オレンジ・ゼリー（肺炎桿菌，レジオネラ感染症），緑色（多くの場合緑膿菌感染症）などを参考にする．

③匂い

悪臭痰はすべて嫌気性菌感染症を意味する．ただし悪臭痰が認められるのは嫌気性菌感染症の約半数に過ぎない．

3 呼吸困難

①急性（気胸，気道異物，肺塞栓症，心原性，その他），亜急性（COPDの急性増悪，急性間質性肺炎，心不全，胸水貯留，ARDSなど），発作性喘鳴性呼吸困難（心不全，気管支喘息，気道異物，ガス吸入，急性喉頭蓋炎など）に分かれ，さらに心不全に特有な起坐呼吸などを認める．

②慢性（肺気腫，間質性肺炎，結核後遺症，その他，慢性呼吸不全を伴う諸種の呼吸器疾患），血痰を伴う急性または亜急性呼吸困難は，肺胞出血を常に念頭におくこと．

4 喘 鳴

突発性の喘鳴は気道異物，抗原暴露による喘息発作または心筋梗塞による心不全発作などを疑う．慢性不可逆性の主として吸気性の喘鳴は，上気道の器質的閉塞（stridor）または声帯機能不全などの機能的閉塞を強く疑う．

5 胸 痛

突発性胸痛は肋骨骨折，気胸，肺塞栓症，心筋梗塞，解離性大動脈瘤，狭心症，気縦隔，A群β溶連菌胸膜炎などで認められ，慢性胸痛は胸郭癌浸潤や転移，または本態性肺高血圧症などにみられる．呼吸性に増悪する胸痛は胸膜疾患に特有であり，前傾起坐位で軽減する胸痛は心外膜炎に多い．

6 喀血または血痰

長期慢性の間欠的喀血は気管支拡張症や気管支結石症，慢性気管支炎などに認められる．連続性の血痰は肺癌の可能性が高い．重篤な呼吸困難を伴う場合には肺胞出血を強く疑う．

7 嗄 声

重喫煙者における4週以上持続する嗄声は，常に喉頭癌もしくは肺癌を念頭において精査する．

8 鼾

配偶者や家族による患者の強い鼾の訴えは，睡眠時無呼吸症候群の診断のいとぐちを与える．

文献 1）宮城征四郎：問診と理学所見の取り方．「呼吸器病レジデントマニュアル第2版」，（泉　孝英，宮城征四郎 編），pp62-65, 医学書院, 1994

実践編

第6章 ベッドサイドにおける教育回診の実際

3. 教育回診実録症例

日　時：平成△△年2月19日午前9時～
場　所：沖縄協同病院
発表者：尾辻健太医師

尾辻医師

【症　例】
　32歳，女性

【主　訴】
　10日間持続する喘鳴性呼吸困難

【既往歴】
　13歳時：肝炎/喘息薬が原因？

宮城医師

喘息薬で肝臓障害というのは聞いたことがない

尾辻医師

　喘息の発症年齢：5歳の頃
　小児期より：アトピー性皮膚炎，アレルギー性鼻炎

宮城医師

この人は何者？　もう少しこの人を理解するうえでの情報を聞かせてください．
例えば
・medication？
・薬に対するアレルギー歴？
・環境因子に対するアレルギー？
・動物飼育歴？ 動物に対するアレルギー？
・職業歴？
・ADL？
・家族構成（独身？ 結婚？ 出産歴？）
・誰がキーパーソン？

尾辻医師

【家族歴】
　喘息，その他のアレルギー性疾患の家族歴
　高脂血症の家系

【現病歴】
　5歳頃より小児喘息があり，頻回の発作に悩まされていた．

宮城医師：どの程度の頻度で発作？

尾辻医師：過去20年間に11回入院

宮城医師：
挿管歴？
学校を休む頻度？
職業を持っていれば，発作のために職場を休む頻度？
誘発因子？

尾辻医師：感冒罹患，NSAID服用

宮城医師：β刺激薬に対する反応？

尾辻医師：
現在の治療薬：メプチン®，サルタノール®吸入，フレムフィリン®
生理前には発作頻発

宮城医師：妊娠時は悪化？ 改善？ 不変？

尾辻医師：
　2月7日，大発作で救急室受診
【受診時の生命徴候】
　HR 80/分，整，RR 28/分，BT 37.1℃，BP 120/68 mmHg
　SpO2 97%（room air），PEFR 110 l/分
　WheezeⅢ度

宮城医師：もう少し詳しく補ってください

【指導後の病歴プレゼンテーション】

尾辻医師：
【症　例】
　32歳，女性
【主　訴】
　10日持続する喘鳴性呼吸困難

【既往歴】
　①5歳から気管支喘息
　　・ここ20年で11回入院．合計20回程度
　　・挿管歴なし
　　・5歳から13歳までテオドール®内服．発作時は点滴にて対処
　　・13歳で肝炎を患い，1年間喘息薬休薬．その間，ほとんど発作はなかった
　　・15歳くらいから，また発作再燃．メプチン®，フレムフィリン®，サルタノール®使用
　　・メプチン®は途中から動悸が出現するようになり中止
　　・20歳頃からベコタイド®開始．吸ったり吸わなかったりだった
　　・20歳時，前夫との間に帝王切開にて第一子出産
　　・子どもを産む前は月経時喘息の増悪があったが，産んだ後は特に感じなくなった
　　・28歳頃からフルタイド®を開始するも続かなかった
　　・30歳時，今の夫との間に第2子出産．自然分娩
　　・増悪時のみプレドニン®内服．風邪をひいたときに増悪することが多い．
　　・現在はフレムフィリン®400 mg/日，フルタイド®400 μg/日（不規則），ホクナリン®テープ2 mg/日を定期的に使用し，発作時はサルタノール®にて対応している
　②鼻炎，アトピー性皮膚炎あると思うが，きちんと診断，治療を受けたことはない
　③13歳時，原因不明？の肝炎で1年弱入院．喘息の薬が原因かもしれないということで，1年間休薬していたが，その間逆に発作は出なかった
　④健診で2，3回コレステロール高値で引っかかった

【家族歴】
　・いとこが軽い喘息
　・祖母，母，姉，妹が高コレステロール血症

【アレルギー】
　バファリン®，ブルフェン®，イブプロフェン，ポンタール®，アンヒバ®，カロナール®，ビクシリン®にてアレルギー症状が出現したことがある．市販薬ではケロリン®でひどくなった．ペレックス®はOK．一番きつかったのはバファリン®のときで，内服後，5分くらいでのどの中にぶつぶつができる感じが出現し，その後目の周囲が腫れ，10分くらいで喘息発作が出現した．このときは2日くらいの点滴で改善．食物では特になし．

【アルコール】
　なし

【タバコ】
　本人は吸わないが，今の夫が喫煙家．家の中で吸う．今の夫とは5年目

【生活】
　夫，子ども2人（12歳，1歳）と4人暮らし

【職業】
　9時〜18時の事務職

【現病歴】
　××年2月5日より37℃台の発熱，咽頭痛，咳，黄色痰，頭痛出現．鼻汁は鼻炎のため，以前からあった．
　7日より喘息発作出現し，昼に当院受診．咽頭発赤あり，喘鳴はⅢ度であった．体温36.9℃．ベネトリン®吸入，アミノフィリン1A，ソル・メルコート®1A点滴を行い，クラリス®，ペレックス®，プレドニン®6錠/日を3日分処方され帰宅．
　9日午前9時，喘鳴持続にて受診．37.1℃．吸入，アミノフィリン2A，ソル・メルコート®1Aにて帰宅．
　10日，再度午前2時半受診．36.9℃．吸入，アミノフィリン1.5A，ソル・メルコート®1A，ボスミン®0.3mL皮下注にて帰宅．
　同日16時，発作持続にて来院．37.1℃．吸入，アミノフィリン0.8A，ソル・メルコート®1A，ボスミン®0.3mL皮下注にて帰宅．
　11日昼12時，来院．37.1℃．吸入，アミノフィリン0.8A，ソル・メルコート®2Aにて帰宅．
　12日昼12時，来院．37.1℃．黄色痰，微熱続くため喀痰培養，採血が行われた．CRP陰性，WBC 8,500で左方移動もなく，細菌感染は否定的であった．培養でも特に菌は検出されなかった．吸入，アミノフィリン0.8A，ソル・メルコート®1A施行．入院適応と言われ，家人と相談のため一旦帰宅．同日18時，再度受診．病棟が空いていなかったため，入院予約をし，ソル・メルコート®1A施行後，プレドニン®6錠3日分，4錠2日分を持たされて帰宅．
　13日15時喘鳴持続し来院．吸入，アミノフィリン0.5A，ソル・メルコート®1Aにて帰宅．良くなってきたということで一旦入院はキャンセル．
　15日昼12時来院．喘鳴Ⅱ度．アミノフィリン0.5A，ソル・メルコート®1Aにて帰宅．
　16日14時来院．喘鳴Ⅱ度．吸入，アミノフィリン1.5A，ソル・メルコート®1A施行後，喘鳴Ⅲ度持続．空床なく，一旦帰宅．
　17日朝7時来院．9時診察時，喘鳴Ⅲ度，酸素飽和度97％，呼吸回数28回/分，ピークフロー110，吸気時軽度前頸部陥凹，入院適応と診断され，入院となった．

宮城医師　**それではこの患者さんがもっている問題点をすべて抽出してみましょう**

1 problem list

1) 10日間持続する喘鳴性呼吸困難（RR 28，PEF 110，WheezesⅢ度）
2) 微熱（37.1℃）
3) 救急室頻回受診
4) 小児期よりアトピー性皮膚炎，アレルギー性鼻炎の既往
5) アスピリン喘息
6) 高脂血症，およびその家族歴

2 病態の検討

#1．遷延する喘息発作
・なぜ遷延しているのか？
・薬剤使用の誤り？
・合併症？（感染？ 気胸？ 痰詰まり？ 声帯機能不全？）

#2．小児期からの喘息，アトピー性皮膚炎，アレルギー性鼻炎
・アトピー性気管支喘息が最も考えられる

#3．本当に喘息？ 声帯機能不全のような喘息以外の病態？

#4．生理と喘息，妊娠と喘息の関係は？

3 討　論

#1．遷延する喘息発作
・なぜ遷延しているのか？
　喘息発作は現在の強力な抗喘息薬導入の時代には，原則として24時間以内に改善するのが一般的である．したがって発作の改善が得られず，遷延する場合にはまず，下記 a, b を考慮する．

a）薬剤の使用方法に誤りはないか？
・β2交感神経刺激薬吸入の方法は正しいか，頻度は正しいか？ 静注ステロイドは十分か？ 回数は正しいか？（メチルプレドニゾロン 40〜60 mg×1日4回×3日）
・救急室受診時のピークフローが期待値の50%以下の喘息発作は，ただちにβ2交感神経刺激薬の頻回吸入に加えて，ステロイド薬の静注法による全身投与を行う．その後，経口ステロイド30 mg朝1回投与に変更する

b）合併症はないか？
・上気道・下気道感染？ 気胸？ 気縦隔？ mucoid impaction？ 無気肺？ 痰の色は？ 黄色くても喘息発作では好酸球の集簇のことがあり，グラム染色塗抹細菌検査が必要．好中球＋細菌＋貪食像を参考に系統立てて判断（発熱，CBC，

CRP，その他も参考）
- 胸部X線：気胸？ 気縦隔？ mucoid impaction？ 無気肺？などは，胸部X線によりただちにわかる．気縦隔の診断には胸部側面撮影が有用である
- CT：喘息発作に対する胸部CT撮影はmucoid impactionのため，複雑な異常影を呈し，判断を誤ることが多い．明確な目的がなければCT撮影は避けるべきである

#2．小児期からの喘息，アトピー性皮膚炎，アレルギー性鼻炎の合併

アトピー性気管支喘息を示唆する．IgE値（RIST）は？ RASTは？

アトピー性喘息はSchyack[1]によればβ刺激薬吸入に対する反応が著しく，SABA（short acting β-agonist：短時間作用性交感神経刺激薬）吸入単独治療に走りがちとなる．すなわち，抗原回避を怠るばかりでなく，抗炎症薬（吸入ステロイド）のコンプライアンスが低い．したがって喘息が重症化しやすいので注意．

#3．本当に喘息？ 声帯機能不全のような喘息以外の病態？

声帯機能不全[2]は気管支喘息の20～40％に合併しており，若い女性に多く，過換気症候群に伴うことが多い．

身体的にはstridorを特徴とし，吸気に全頸部が陥凹する．気管支鏡により容易に診断されるが，疑わないと診断は困難である．抗喘息薬に反応が悪く，大量の経口ステロイド薬を投与されている場合が少なくない．

難治性喘息と診断されている症例では，一応は疑ってみることが大切である．

#4．生理および妊娠と喘息

女性の喘息は多くの場合，月経前（prementrual period）に増悪することがよく知られている．Tan[3]によれば女性喘息患者の40％は月経前発作に悩まされるという．

月経前喘息の発症機序は必ずしも定かではないが，女性ホルモンが主たる役割を担っているらしい．また，黄体期には気道の過敏性，気道炎症の増悪などが急性増悪に関与しているという証拠が蓄積されている．

Turner[4]によれば妊娠が喘息に与える影響として改善29％，悪化22％，不変49％である．ただし同一人でも妊娠ごとに影響が異なることは認識すべきである．したがって，喘息の悪化を懸念し妊娠を回避させたり，中絶を勧めたりしてはならない．

妊娠中の喘息のコントロールは可及的に吸入ステロイドおよび吸入β交換刺激薬を用いるが，急性発作時には全身的ステロイド投与を含む抗喘息薬のいずれを用いてでも早急に発作の改善に全力を注ぐ．抗喘息薬の胎児への影響よりも喘息発作そのものの方が，胎児への悪影響が大きいことを知るべきである．

文献

1) Schayck, V., et al. : Bronchodilator treatment in moderate asthma:continuous or on demand ? A randa,ized controlled study. Br Med J, 303 : 1426-1431, 1991
2) Parker, J. M. : Airway function in women : bronchial hyperresponsiveness, cough, and vocal cord dysfunction. Clin Chest Med, 25（2）: 321-330, 2004
3) Tan, K. S. : Premenstrual asthma : epidemiology, pathogenesis and treatment. Drugs, 61（14）: 2079-2086, 2001
4) Turner, E. S., Greenberger, P. A., & Patterson, R. : Management of the pregnant asthmatic patient. Ann Intern Med, 6 : 905-918, 1980

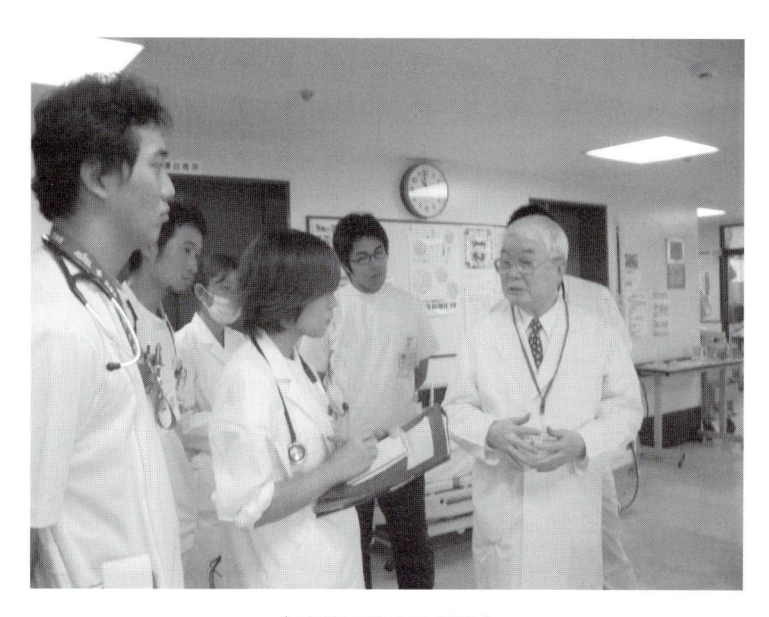

◆病棟回診での指導◆

初期臨床研修指導の
実践ガイド
いかに良医を育てるか

実際編

第7章　日本における臨床指導医の位置付け　　　114
第8章　沖縄における学外臨床研修プログラムの実際　　121
第9章　群星沖縄病院群プロジェクトの問いかけるもの　141

実際編

第7章 日本における臨床指導医の位置付け

1. 日本の医療社会における基礎医学研究偏重

1 医学史上，確かに基礎研究は重要だったが…

　医学において基礎研究がきわめて重要であることは論をまたない．世界の医学史は終始，基礎研究に裏打ちされつつ進歩・発展してきた事実も否定できない．基礎研究なくして，今日の医学の進展は存在し得ない．

　あらゆる感染症や寄生虫と人類の長年の戦いの歴史は凄惨をきわめた．一般細菌に始まり，結核菌，らい菌，リケッチア，種々のウイルス，マイコプラズマやレジオネラ，その他の非定型菌，真菌，スピロヘータ，マラリアをはじめとする種々の寄生虫などに人類はいかに苦しめられてきたか．その克服のために過去において世界の医学者の精力と人智がどれほど長期にわたって注入され続けてきたことか．例えば天然痘一つをとってみてもジェンナーの種痘法の開発が完成してもなお，WHOによる天然痘撲滅世界宣言に至るまでに，地道な研究が延々200年近くの歳月にわたり継続された．今また，人類はAIDSやSARS，その他の新しいウイルス感染症や新興感染症との長い戦いの歴史を刻み始めている．基礎研究の積み重ねなしには到底，解決は困難な命題である．遺伝子工学，ゲノム，免疫学，臓器移植，再生医療，生殖医療，クローン，その他，基礎研究による目覚ましい進歩が時々刻々と伝えられる日々である．

2 臨床医療をないがしろにしてはならない

　しかし，その一方で現実には基礎研究分野ではすでに解決済みであるはずの克服可能な疾病に苦しむ人々が，今なお，一般社会に蠢いていることも見逃せない事実なのである．インフルエンザや気管支肺炎，高血圧性心疾患，心筋梗塞，脳血管障害，腎不全などごくありふれた疾患により病臥に苦しみ，日々のケアを必要とする患者群が数えきれないほど，現実には存在しているのである．

　最先端の基礎医学研究に偏るあまり，わが国の医療界においてこれらの患者群に対する日常の臨床医療がないがしろにされてよいわけがない．何事もバランスが大切である．基礎医学研究に注がれる情熱や精力以上に，日常臨床にも大きな関心が払われなければならない．一般国民の医療に関するニーズはむしろ後者に集中しているはずなのである．

　しかし，現実には本邦の大学を中心とする医育機関においては，基礎医学研究

> **指導ポイント**
> ・臨床真っ黒こげコースの重要性
> ・国民のニーズを視野に入れて，臨床指導をさらに充実させよう

偏重の風潮を色濃く反映し，研修期間においても学位研究と称して卒後教育の最も大事な時期に盛んに動物実験などによる基礎医学研究を奨励している．大学院に進学した学者志向の医学徒はともかくも，臨床志向の研修医に対しても，同様な扱いをするのは果たしていかがなものかと危ぶまれるのである．

3 国民のニーズに応えて臨床医を育てよう

鹿児島大学大学院医歯学総合研究科神経病学講座神経内科・老年病学の納光弘教授は1994年ころから，臨床家志向の研修医に対して「臨床真っ黒こげコース」と呼ばれる内科ジェネラリスト養成コースを開設している（私信）．そこでは研修医本人がよほど望むのでない限り，学位（Ph.D）のための基礎医学研究を強制はしない．臨床三昧の研修指導を行って地域医療に大きな成果を上げつつある．実に英断である．近い将来，このコースの修了者たちが鹿児島県内の医療を大きく変革することが予想される．

米国では医学部入学時にすでに臨床家志向のMDコースと医学研究家志向のMD.Ph.Dコースに分かれる．前者は4年，後者は6〜8年の履修期間である．定員は前者が90〜95％で後者はわずかに全医学部入学者の5〜10％に過ぎない．国民の医療に対するニーズを見据えての配慮である．実にバランス感覚に優れた教育システムだと感心せざるを得ない．

本邦では大学医局入局者の約95％に基礎医学研究を行わせ，Ph.D教育を強いている．この教育システムの中では確かに医学者は数多く輩出するが，真の臨床家は育たない．国民の医療のニーズとは大きな乖離が生ずるのは当然の帰結である．教育システムは国民の要望に応えて構築されるべき類いのものである．

基礎医学研究は一体，誰のためなのか？ 基礎医学研究偏重の研修のあり方が，今回の初期臨床研修必修化を皮切りに問われ始め，大きく変容しようとしている．大きな問題は**日本の医育機関の指導的立場にある医師たちが，基礎研究指導の方が臨床現場の指導よりも得意であり，かつ，手慣れている点**にある．研究指導者と臨床指導者とを明確に分けて，各々，得意な分野の指導を担当させ，お互いを尊重し合い，相手の分野に踏み込まない教育システムの構築が今後，必要である．米国における臨床指導医の大半はMDであって，MD-Ph.Dではないことも参考にすべきである．医育機関の人員や予算の配分はここでも，純粋に国民のニーズを視野に入れた観点に基づかなければならないであろう．

実際編

第7章　日本における臨床指導医の位置付け
2．指標で表し難い臨床指導評価

1 インパクトファクターで評価される基礎研究

　医学研究の世界では，論文の数や評価の高い英文医学雑誌に掲載が受理された場合のいわゆるインパクトファクターなどという便利な指標がある．論文の数を増やし，一流のジャーナルに投稿して掲載されればインパクトファクターは加点される．その点数の多寡に応じて評価され，地位が上がり，あるいは最終的には教授選に立候補する．日本の医療界では大学内の地位はそのまま一般社会のステータスとなり，日頃の努力の成果を表す指標となる．

　しかし，その指標は果たして一般社会といかなる繋がりを有するものであろうか？　果たして国際社会に通用する基準となり得るのであろうか？　残念ながら否である．高質の医療のレベルを求める一般社会の指標とは余りにもかけ離れ過ぎている．インパクトファクターの点数で選挙を勝ち抜いた，ある大学の外科教授が全く手術ができないという，笑えない話はいくらでもある．いや，むしろ外科教授が手術するなど全く必要はないと公言する大学さえあると聞く．手術などは手下の者がやればよいのであって，教授は教室の運営，管理に能力を発揮し，医局員の基礎研究指導に堪能であればそれでよいとの考えからであろう．

　しかし，そういう教授に率いられる大学の外科教室が，はたして臨床教育に情熱を傾けるであろうか？　臨床を重視する手術に堪能な手下の者をむしろ教室全体で排斥する可能性は十分に考えられる．

2 評価指標のない臨床教育

　翻って，臨床教育は本邦では評価の指標のない世界である．特に手下の者が目上の者を評価するシステムに馴染まない本邦の教育システムのなかでは，臨床指導の評価基準の制定はほとんど不可能である．自然，評価されない臨床指導という分野に精力を注ぐ智恵者はいない．優秀な医師は，こぞって評価を受ける基礎医学研究に情熱を燃やす．日本の臨床医学の発展を阻む要因がここにあり，悲劇もまた，ここに集約される．

　臨床教育に陽の当たる場所をわれわれ医療人は真剣に探し求め，あるいは開墾し，拡幅しなければならない．決して医療人自らのためにではなく，受療者たる国民のために．

実際編

第7章 日本における臨床指導医の位置付け

3. 日本人の肩書き偏重，出世主義

1 国の資格や肩書きは国際社会では通用しない

　日本人はどうしてこうも肩書きに頼るのか．一般社会における肩書きや日本の医療界における肩書きとは一体何なのか？　まずは筆者が約30年前，30歳代後半に沖縄県医師会報に書いた随筆『レッテル』[1]を紹介したい．

『レッテル』

　古来，日本人程，「レッテル」や「ラベル」を好む人種はいないといわれる．

　学歴偏重，権威主義，ニセ学生犯罪や一流銘柄の贋物の横行，教育ママの出現などはその最もよき現れであり，常々，新聞や雑誌を賑わせる好個の材料でもある．

　受験シーズンが近づくたびに，「一流大学」「一流企業」「高級官庁」一覧表などと称して，週刊誌なぞまでが，やっきになって「レッテル」大特集を組み，それがまた，年々，歳々，飽きもやらず大ベストセラーになるという奇妙さが，この退廃的なポルノ社会に一種異様な彩りを放って厳存するのである．

　一流企業の新卒者採用そのものが，レッテル中心主義で，学生時代の努力の内容には全く意を用いないし，一般大衆は一流のラベルさえ貼ってあれば，商品を嬉々として買い漁り，その内容の見分けさえつかない．

　こうして国民は表面的な虚像を求めて齷齪し，学生は実像の認識を誤り，いわれなき傲慢や虚無に陥っていく．

　世の中がしかし，次第に社会，経済的に複雑化し，世界流通機構の変革に伴う国際交流が多様化するにつれて，一つの狭い社会のレッテルなぞは，激しくも荒々しい国際競争の場では，全く無価値で，ほとんど無意味なものであることを悟るのも，遠い先のことではないように思えてならない．

　私などは「小さな」日本社会の，そのまた「小さな小さな」南の孤島で医療に従事する一医師に過ぎないが，こういう小さな箱の中にさえ，静かながら，しかしまた，着実に，国際的な視点に立った競争の波が，ヒタヒタと近づいてくるのを感ずる．

　戦後30年，嫌が上にも米国との深い関わりを強いられてきたこの沖縄では，医療社会もまた，他の分野とは恐らく違った意味で，大きな影響を受けざるを得なかったものと思う．

　その端的な現れが，当時の琉球政府立中部病院の設立と「アングロ・アメリカ」

方式に基づく医学臨床研修プロジェクトの設立であり，従来の日本における卒後教育とは全く質を異にした文字通りの濃縮教育の発展である．

　ここに集まってくる臨床指導医達は多くは世界的に著明な医学雑誌『New England Journal of Medicine』や『Lancet』などの広告を見て興味を示し，ハワイ大学を通じて応募して来たものたちであり，その国柄も持っている資格も全く様々である．

　こういう応募者の中から特定の指導医を選定することの難しさは，およそ，想像に難くない．ここでも，やはり初期においてはレッテルやラベルを重視して，かなりの誤謬を招いたという．

　度重なる試行錯誤の後，今日では書類選考による採用を廃し，まず短期間，直接ご来院を請い，1月ないし2月の期間，ともにカンファレンスを持ち，その日常診療を通じて実力と指導力を評価し，研修委員会で長期滞在指導医採用の適否を決定するというシステムができ上がっている．

　そして，こういう方法はかつて私たちが大学院の学生の頃，学園紛争の真っ只中に夜を徹して論じ合った医師就職法の理想像である．

　その成果は着実に現れ，今日，沖縄県立中部病院の卒後臨床研修制度は徐々にながら，全国にその名を知られるようになり，研修希望者も殺到して，今年度などは18人のインターン採用に対し，50余人の大応募という嬉しい悲鳴を上げている．

　また，その選択は自然，試験にならざるを得ない．

　こういうインターナショナルな雰囲気の中に身を置いていると，嫌が上にも角度の違う視点から評価を受け，あるいは鼎(かなえ)の軽重を問われ，文字通り，国際競合の中で演じられる資本主義闘争の「弱肉強食」の反映を感ずる．

　そして，ここでの「強」と「弱」を顧みるとき，頼りになるのは決してレッテルやラベルではなく，己のアクティビティーとアビリティー以外にはないのだと気付く昨今である．

（沖縄県医師会報　昭和51年1月10日号）

　この随筆を書いてから，すでに30年近くが経過した．しかし，筆者の考えは現在も全く変わりがない．一つの小さな国の資格や肩書きは国際社会のなかでは全く無力であることは，海を一飛びして外国に足を伸ばすとたちまち，気がつくことである．日本の資格をいくつ取ってみたところで，世界に通用する資格など一つもないのである．

指導ポイント
- 患者は医師に肩書きを求めているわけではない
- 肩書きなしでどれだけの人たちが「プロ」なのか？

2 肩書きではない本当のプロ

2年程前に対談集『日本の医療風土への挑戦』（医療文化社，2003）[2]を筆者とともに著した日本学術会議会長の黒川清教授がダボス会議に出席したときの印象をその著書の中で以下のように述べている．

> 私も世界15カ国のアカデミーの連合体からなるInter Academy Councilの15人の理事の一人として出席した．
>
> そこで見たものは何か．
>
> ここではすべてがオープンであり，誰が聞いているかわからない状況で，容赦ない質問が集まる．世界中の政治，ビジネス，報道，産業などのリーダーたちがそれを見ている．
>
> ここですぐさま感じたのは，日本のリーダーたちはとても太刀打ちできないのではないかということであった．
>
> 一人一人の個人としての知力，能力，知性が世界の注視の中で，満座の中で曝されている．
>
> 「肩書き」はまったく関係ないのである．どのような内容を考えるか，質問にどう反応するかなどである．（中略）
>
> そのとき，何人かの人たちと知り合いになって，e-メールでその人たちに（日本のリーダーたちについて）忌憚のないところを聞いた．（略）
>
> （彼らは）日本では偉いかもしれないが，本物ではない．
>
> 日本のリーダーたちは，日本国内ではごまかせても外では「バレ」ている．
>
> 本物は少ない．独り善がり，底が浅い，広い視野での状況判断ができないなど．
>
> それは，「肩書なし」でどれだけの人たちが「プロ」なのかということにつきる．
>
> 日本の「リーダー」はヨコに動けない，タテ社会で出世した人たちばかりである．
>
> 個人としての他流試合の経験がない．いや，それを避けてきた．
>
> そのようにして「リーダー」になった人たちが，「国際化」時代にマッチした感覚，知性，知力をつけるのは所詮無理な話かもしれない．
>
> しかし，日本の未来に向かって，それぞれの分野での本当の「プロ」を育てることがこれからの課題であろう．（以下略）

縦社会の日本では地位が1段でも上だと，下の者に命令したり，こき使ったりする権利が生ずる．社長は副社長より偉いのであり，部長は課長より偉いのである．病院にあっては院長は副院長より，部長は医長より偉いのである．病院の組織図にそのように明示されている．

しかし，それはその病院にのみ通用する職階であって，一般社会には無関係である．まして患者にとってはどうでもよい階級である．患者は臨床的実力があり，社会的に円熟した信頼のおける心根の優しい良医を求めているのであって，肩書きを求めているわけではない．

3 医師にとって最良の資格・肩書きは患者からの高い評価

しかし，残念ながら日本人は子供の頃から他人を正しく評価する訓練を全く受けていない．お互いの対話や仕草のなかに評価に値する真珠を見いだす教育を受けていないのである．

自然，肩書きや資格を対象に評価する．そして，医療に関する限り，肩書きと良医とは必ずしも結びつかない．諸々の資格もまた，しかりである．臨床に関係のないある種の資格が実地臨床の力と混同されてはならない．医師は医師免許があれば十分であって，それ以上のどんな資格が必要だというのであろうか？　強いて挙げれば自らが属する学会の認定医，専門医くらいであろう．それとて，国際的には全く通用しない資格であることを十二分に認識し，謙虚に立ち振舞うことを前提としての話であるが．何よりも恥じるべきことは，力もないのに資格取得に狂奔したり，地位を求めたりすることである．

そして**医師は患者に高い評価を受けることこそが，最良の資格であり，肩書きと心得るべきであろう．そういう資格のある人こそがまた，研修医にとって「指導医」という真の肩書きに最も相応しい．**

文献
1）宮城征四郎：レッテル．沖縄県医師会報，昭和51年1月10日号，1976
2）宮城征四郎，黒川　清：「対談集　日本の医療風土への挑戦」．医療文化社，2003

実際編
第8章 沖縄における学外臨床研修プログラムの実際

1. 沖縄県立中部病院卒後臨床研修プログラム

沖縄県立中部病院 vs 病院群「群星沖縄」プロジェクト

　筆者は過去30年以上にわたって沖縄における臨床研修プロジェクトに指導医としてかかわってきた．「沖縄県立中部病院プログラム」と，最近，新しく発足した民間医療機関による病院群「群星沖縄」研修プロジェクトの2つである．県立と民間という違いはあり，また，臨床研修の使命や理念に多少の違いがあるとはいえ，両者とも沖縄，ひいては日本の明日の良き臨床家を育成するというコンセプトは変わらない．この両プログラムの実際を紹介し，今後の本邦の臨床研修プログラムのあり方に提言を試みたい．

1 沖縄における臨床研修の重要性

① 米軍統治下時代には日本へ国費留学

　第二次世界大戦終了後，米軍信託統治下に入った昭和20年代初頭の沖縄は深刻な医師不足（全医師数64人）に悩まされていた．昭和20年代中期に入ってもなお，当時人口53万強の県民に対し，わずかに医師数170人という超苛酷な医療過疎の中にあった．日本の施政権下から切り離されていた当時の琉球政府は日本政府に働きかけて琉球列島契約学生制度を設け，ついで国費留学制度を確立し，文部省による沖縄学生に対する選抜試験を行い，合格者を日本の国立大学に配置するという恩典を推進した．その中には医学部進学者も含まれ，年間数人の国立大学医学生が誕生していた．

　医学部卒業と同時に故郷へ帰り，医療過疎の沖縄でただちに医療に従事するというのがその契約条件であった．筆者もまた，第5期国費留学生として昭和32年，新潟大学医学部へ進学したひとりである．しかし，現実には医学部卒業直後に臨床研修を履修することなく，ただちに故郷に帰還して医療に従事するというのは，甚だ現実離れした発想であった．米国の大学院大学による医学部教育と違って，日本では医学部の履修期間にベッドサイドで直接，患者に接して臨床を学ぶいわゆる「クリニカル・クラークシップ」が全く導入されていなかったからである．

② 米国民政府による琉球政府立中部病院の誕生

　当然のごとく，卒業間もない若い医師の帰還は少なく，沖縄の医療過疎はさらに深刻度を増すばかりであった．そういう実態を踏まえて，ときの米国民政府は

ここ，沖縄の地に卒後臨床研修医育機関さえ設ければ，郷土出身医師の帰還が促進され，この地の医療過疎の解消に役立つであろうとの発想から，昭和41年，現在の具志川市（その後，合併によりうるま市に変更）に費用の大半を負担して200床規模の病院を建設し，琉球政府に寄付するところとなった．すなわち，琉球政府立中部病院の始まりである．同院は地域中核病院としての位置付けを受けたばかりでなく，翌昭和42年には厚生省（現厚生労働省）初期臨床研修病院の指定を受け，沖縄最初の臨床研修病院となった．

③ 実地に通用する臨床医の即成

この臨床研修プログラムは米国民政府の予算により5年契約でハワイ大学医学部へ委託され，米国全土から優秀な15～18人もの常勤臨床指導医が招聘されて，アングロ・アメリカ方式と呼ばれる，いわゆる救急医療を中心とした"プライマリ・ケア"重視の臨床研修が実行に移された．初期2年の研修で「実地に通用する臨床医の即成」がキャッチフレーズであり，「明日の玉より今日の瓦」の医師養成文句が謳われた．

当時の中部病院側の現地医師は主として日常診療に従事し，招聘米国指導医は臨床教育に専念するという，いわば共同作業による，研修事業の展開であった．

初代ハワイ大学臨床研修プログラム・ディレクターには，過去に韓国の医学教育界に多大な実績を有するDr. Gaultが選ばれた．Dr. Gaultは当臨床研修プログラムの基礎を築かれ，その後，ミネソタ大学医学部長に転じたが，昭和44年には日本医師会最高有功賞に輝いた優れた医学教育者である．

招聘臨床指導医の中に沖縄出身で唯一米国外科専門医の資格を有する真栄城優夫氏（元同院院長，現ハワイ大学プログラム・ディレクター）が含まれていた．彼は日本の医師免許をも有し（九州大学医学部出身），文字通り寝食を忘れて日常診療に，はたまた研修医指導に八面六臂の大活躍で当プログラムの基礎固めに貢献した．

④ 成果をあげた臨床研修プログラム

第1期研修医は8名の応募であった．1年次はインターンとしてスーパーローテートし，2年次にはレジデントとしてgeneralistとなるべく内科系または外科系へと進んだ．救急室を中心に多くの患者に接する機会を与えられ，良き専任臨床指導医を得て研修プログラムは初期の目的を十二分に発揮するところとなり，故武見太郎元日本医師会長をして日本における「臨床研修プログラムの手本」と絶賛させる成果を挙げた．その後，同研修プログラムへの応募者は年々少しずつ増加していった．米国専任指導医の下で育った研修医の多くはその後ECFMG（現在のUSMLE）に合格して，さらに高次の臨床研修をめざして渡米し，その大部分は

指導ポイント
- 米国民政府による臨床研修病院の設立
- アングロ・アメリカ方式と呼ばれる濃縮教育の開始
- 多数の長期滞在臨床指導医の米国からの招聘

米国における厳しい臨床研修終了後，同院に復帰して指導医となった．

⑤ 本土復帰と沖縄県立中部病院の成立

昭和46年，沖縄の本土復帰を目前にして，当研修事業は大きな転帰を迎えるところとなる．米国民政府予算は全面的にカットされ，復帰直前の同年には前記の真栄城氏を除いて招聘米国臨床指導医は総引き揚げの事態となり，研修事業は最早，風前の灯火であった．しかし，プログラムの消失を惜しむ声が単に同院や沖縄のみならず，日本医師会を中心に全国からも沸々と湧きあがり，鹿児島県選出の故山中貞則代議士のお力添えもあって日本政府から物心両面の援助を得ることができ，その年はなんとかプログラムを継続した．その翌年には必要経費3億円余を全面的に新生沖縄県が負担することにより，事業継続が決定された．6カ月の空白の後，ハワイ大学との研修プログラム委託契約は再締結され，その後は2年ごと更新の形で脈々と継続され，今日に至っている．

新体制下では常勤米国指導医の数は大幅に削減されたものの，1～2週間滞在の短期指導医を年間12～15人程度受け入れる予算が組まれ，3～6カ月単位の長期滞在指導医についても年間2～3人枠の予算が確保された．やがて，即席の臨床医養成のみに飽き足らず，離島医療支援医師養成のプライマリ・ケアコースと総合病院で働く一般専門医コースが分離独立し，後者ではさらに後期1～2年の研修制度が確立し今日に引き継がれている．

2 沖縄県立中部病院の実態と研修プログラムの実際

① 沖縄県立中部病院の実態

同院は沖縄県における基幹的病院として位置付けられ，沖縄中部地区人口45万医療圏の地域中核病院でもある．人口百万人に対して1施設が指定される，いわゆる「救命救急センター」を併設する550床の総合病院であり，年間平均病床利用率94～98％，年間平均在院日数14日以内を誇る厚生労働省指定臨床研修病院である．

昭和53年以来，1年365日，1日24時間体制の救命救急センターの機能を維持するため，放射線，臨床検査室，薬局および手術室，救急事務のスタッフすべてに複数三交替制を敷き，病院全体では週日が研修医を含む医師20人，週末には26～

28人の当直医を配して，昼と夜の医療の質を均質化することに努めている．夜間といえども解離性大動脈瘤や緊急脳外科手術ができ，骨盤腔内出血に対する動脈塞栓止血術なども躊躇なく行われる．

② 2つのコースからなる臨床研修プログラム

プログラム発足の昭和42年には8人の応募者から始まり，その後，年ふるごとにその数を増し，昭和50年には定員20人を上回る応募者を得て，書類選考の止むなきに至り，翌51年からは英語による医学知識，和文小論文および英語による面接からなる選抜試験を課す事態に立ち至った．以来，多いときには4倍強，少ないときでも3倍強の応募者数を得て，今日に至っている．

現在のプログラムは臨床研修必修化により多少の変更を余儀なくされているが基本的には以下のように運営されている．

自治医科大学出身者および離島診療所勤務希望者のためのプライマリ・ケア医養成コースと一般専門医養成コースの二つのコースに分かれている．

各コースの研修の主眼は次の通りである．

❶ プライマリ・ケア医養成コース
・全科のcommon diseaseとcommon conditionに対処する
・上級医や専門医に紹介できる能力
・急性疾患と救急疾患の初期治療を行うことのできる技能を獲得する
・2年間の研修終了後，独力で離島診療に従事できる

❷ 一般専門医養成コース
・内科系専門分科，外科系専門分科のすべての急性疾患のプライマリ・ケアおよび救急疾患の初期治療を行う技能の獲得
・専門分科医不在の離島の地域中核病院における初期診療可能な医師の養成
・3～4年間の研修終了後，地域中核病院におけるgeneralistとして地域社会に貢献できる

③ 初期研修カリキュラム

❶ 1年次

両コース共通のカリキュラムである．

スーパーローテーションを原則とし，内科3カ月，外科3カ月，小児科，産婦人科各2カ月，麻酔科1カ月，救急室1カ月が義務付けられる．救急室専属研修は1カ月のみであるが1年を通じて病棟当直以外に週1～2回の夜間（準夜帯または深夜帯）救急当直が割り当てられる．

精神科，地域医療の研修義務を除けば，今日の初期研修カリキュラムに近似したものである．

指導ポイント	・救命救急センターの機能維持とこれに基づいた研修教育
	・プライマリ・ケアコースと一般専門医育成コース
	・多数の当直医を配置しての昼と夜の医療の均質化

❷ 2年次

将来，プライマリ・ケア医として離島診療所へ赴任する自治医科大学出身者およびプライマリ・ケアコース医，そして特に希望するものを除けば，2年次には内科，外科，小児科，産婦人科などの専門科へと進む．

【プライマリ・ケアコース】

- プライマリ・ケアコースは内科3カ月，外科3カ月，小児科3カ月，残りの3カ月は希望選択科をローテートする．ただし，必修化後の指定カリキュラムを満たすため，2年次に地域医療，精神科医療研修が2004年より加えられた

【一般専門医養成コース内科専攻】

- 一般専門医養成コースの内科専攻の場合，呼吸器内科，循環器内科，消化器内科，腎臓病内科，総合内科（神経内科と血液内科を含む），感染症科，救急の8科より6科を選択し2カ月ごとにローテートする

【一般専門医養成コース外科専攻】

- 外科は一般外科3チームを主軸にローテートし，希望があれば整形外科，脳外科や泌尿器科，麻酔科などを短期に限って選択研修できる
- 専門分科専攻を希望するものは原則として外科系2年間の一般外科研修の後，4年次に選択が可能となる
- 内科系，外科系ともにそれぞれgeneral specialistを標榜する
- 2年次研修医は病棟医療チームの中で担当医権を与えられ，患者の診療計画や鑑別診断，臨床検査の選択，簡単な検査および治療手技を指導医の下で行うことが許される．終始15〜25人の患者さんを受け持ち，年間200〜300人の患者の担当医となる，いわゆるon the job trainingを行っている

【一般専門医養成コース産婦人科専攻】

- 産婦人科専攻の場合，産科および婦人科（周産期，婦人内分泌，腫瘍）を学ぶ

【一般専門医養成コース小児科専攻】

- 小児科専攻の場合，一般小児科，感染症，NICUのローテーションを行う

④ 後期研修カリキュラム

前期研修医34名の中から3年次18名，4年次15名が後期研修に進むことができる．ただし，後期研修終了後は離島中核病院でのgeneral specialistとしての1年

間の勤務が義務付けられている．

　さらに後期研修医の中から選抜により，1年に4，5人に限って2～4週間，ハワイ大学附属病院へ海外臨床研修の機会が与えられる．

　内科系では後期4年次に呼吸器，循環器などの専門分科へと進むことになるが，最近では総合内科専攻希望者が多い．

　外科研修の2年次以降では，一般外科A（心血管外科を含む），B，C，整形外科，泌尿器科，脳神経外科，麻酔，ICUと僻地中核病院のローテーションが2年間で実施される．外科研修4年次には，病理，内視鏡，X線などが一般外科のローテーションに加わっている．

　小児科では，3年次で後期を終了するが，NICU，感染症，一般小児科のローテーションを前期の研修とあわせて2年にわたり実施する．

⑤ 同院の臨床研修プログラムの特徴

❶ プログラムについて

1. ハワイ大学と提携したユニークなアングロ・アメリカ方式によるスーパーローテート方式を採用していること
2. 国際的指導医による講義，bedside-teachingが随時受けられる
3. 研修委員会の充実（「第3章-4　臨床研修プログラムにおける研修委員会のあり方」p.36参照）
4. 文献検索の充実（図書館1日24時間オープン，インターネット検索の充実）
5. チーム医療（指導医，上級医，チーフレジデント，レジデント，インターンの組合わせ）
6. common diseaseが多く入院患者数，年間約12,000人．平均在院日数が14日以内．したがってレジデントが担当医になる患者数は年間200～300人
7. 教育に関連する行事の充実
   - コアレクチャー：毎日午後12時15分～午後1時までの45分間，1年次のインターンを対象に全科の基礎知識のレクチャーをレジデント，シニアレジデント，スタッフなどが順に行う
   - カンファレンス：各科ごとに曜日，時間を決めて実施
   - 抄読会・ジャーナルクラブ：各科ごとに曜日，時間を決めて実施
   - 症例検討会：各科ごとに曜日，時間を決めて実施
8. 救急医療が充実
   沖縄県唯一の救命救急センターを擁し，年間受診患者数34,000～38,000を誇る
9. 学閥がない
   過去34年間の同院研修医683名の医師の出身大学数は74校以上に及び，現在のスタッフのそれも84人中38大学に分布している

> **指導ポイント**
> ・プログラム，指導医の充実をはかり，研修医を育成すること
> ・common diseaseが多く，平均在院日数が短い
> ・教育行事が多く，かつ充実している
> ・チーム医療の実践
> ・県独自の予算を計上して医師の育成を果たした数少ない成功例
> ・ハワイ大学と連携した国際水準の医療の実践

  10．見学医学生が多い

❷ 指導医について

1．指導スタッフ

 研修プログラム発足当初は，15人にも及ぶ海外招聘スタッフが教育に専任していた．しかし，米国留学を終え帰国する研修医出身者が増加するにつれて，次第に海外招聘スタッフは減少し，現在では長期指導医は年間2〜3人に過ぎない．昭和42年以来，34年間の長期指導医延べ人数は148人に達している．短期コンサルタントは，年間10ないし15人に及び，昭和47年以来，延べ数で308人の多数に及んでいる．

2．教育熱心

 屋根瓦方式の指導体制の中では，いずれの年次でも，後輩を熱心に指導し，教えることは最良の学習と心得ている．

3．朝が早い

 多くの指導医が朝の7時前には出勤し，種々の教育行事をこなしている．

4．教育回診が多い

 指導医の多くは午前のみならず，夕刻にも教育回診を行っている．

❸ 研修医について

  ・疲労困憊しているが，充実している
  ・救急事態に対応する反射神経が醸成されている
  ・指導医と忌憚のない討論主義を貫いている
  ・1年間に担当する入院患者数は約200〜300人

❹ 同院研修プログラム終了出身者の動向

 本研修プログラムを終了した約700人中，沖縄に留まって医療に従事している医師は74％の491人に達していて，沖縄県臨床医療界では一大勢力を形成しているといっても過言ではない．同研修プログラムの創設時の目的は過去34年間，十分に果たされているといえよう．

 また，本研修修了者の中から海外に雄飛してさらに高次の臨床研修をめざす医師は後を立たず，過去に72名が海外に留学し，すでに58人が帰国している（平成

15年3月現在).また,同研修プログラム出身の6人が本邦の国立・公立大学医学部教授に就任している.

⑥ 同院の発展を後押しした要因

　県立病院でありながら毎年3億円以上もの予算を組み,この卒後臨床研修事業を30年以上にわたって県が支え続けた裏には,島嶼県である沖縄の特殊事情が隠れていることを忘れてはならない.人口5万人前後の大きな離島に300床規模の総合病院を2つ,50床規模の病院を1つ,さらには離島診療所が20カ所以上も存在し,また,沖縄本島内にさえ精神病院の他に4つの県立総合病院の運営を余儀なくされている沖縄県である.これらの医療機関への医師の絶えざる供給を大学医局に依存することなく,県独自で賄うという姿勢が過去40年,一貫して貫き通された結果が,今日の沖縄県立中部病院臨床研修プロジェクトの飛躍に繋がった事実を否めない.

　予算の少ない沖縄にあって独自の医療行政が臨床医育成に大きな成功を収めた本邦には数少ない事例だといえよう.また,救急医療を中心とする昼と夜の医療の均質化を図り,ハワイ大学と連携して常に国際水準の医療を県民に提供し続けた実績を沖縄県民が高く評価し,かつ支持し続けた功績も忘れてはならないであろう.

実際編

第8章 沖縄における学外臨床研修プログラムの実際

2. 臨床研修病院群「群星沖縄」プロジェクト

1 群星沖縄プロジェクトの発足

① 臨床研修必修化への波

　平成15年3月末,筆者は沖縄県立中部病院を辞し,県内の主として民間経営の21医療機関で構成する臨床研修病院群プロジェクト「群星沖縄」研修センターに迎えられた.

　平成6年頃から静かに動き出した研修必修化への波は,スーパーローテーション方式によるプライマリ・ケア研修を通じた全人的臨床医育成の国民的要求と相俟り,次第に大きなうねりと化して日本の医療界全体を席巻し,約10年の歳月を経て遂にここに結実するところとなった.厚生労働省医道審議会医師臨床部会その他が中心となって長年にわたり審議を重ね,激論を交わしつつ着々と準備が整えられ,最終的には平成15年8月末,同ワーキンググループによる最終決着をみたことは広く国民周知の通りである.

② 初期研修を学外へシフト

　大学,学外を問わず全国の臨床研修施設が一丸となって明日の「より良い臨床医育成」をめざして大きな精力を傾注するというコンセンサスのもとに,いよいよ平成16年5月から必修化はスタートした.ありふれた疾患例が多い学外での研修を可及的に可能にするべく,厳格をきわめた従来の臨床研修指定規準を大幅に緩和し,指定病院の数を増やし,**より多くの研修医が初期研修を学外で行う方向が打ち出されている事実**もまた,改革の一貫として見逃せない.医学部卒業生の75%が大学で研修を受けていた過去の実態に即し,必修化を契機に病床数に見合った研修医数の制限を加えることにより,その比率を逆転させ,学外にシフトする意向が厚生労働省により示されている.

③ 沖縄では琉球大学と沖縄県立中部病院の独壇場の間で…

　ここ沖縄でも,つい最近まで臨床研修といえば琉球大学医学部附属病院と沖縄県立中部病院の独壇場といった感が否めなかったが,最近の2～3年内に雨後のタケノコのように数多くの研修指定病院が誕生し,筆者が把握しているだけでも本県の新規管理型研修病院指定の数はすでに10指に余る勢いとなった.

　しかし,現実には新規臨床研修指定病院には教育の実績はおろか,その経験も

表8-1 ◆「群星沖縄」7つのコンセプト

1. 多数の研修病院が思想信条を超え，一致協力して，沖縄，ひいては日本の明日の良き臨床家を育成する
2. 多数の病院群で環境を整えることにより，研修医にとってベストの研修プログラム，ベストの教育環境を構築する
3. グローバル・スタンダードの医療を実践する
4. common disease中心の救急，プライマリ・ケア研修を実践する
5. 米国との医学医療交流を通じ，Faculty Developmentに力を注ぐ
6. 研修医の欧米臨床留学制度を確立する
7. 研修医とともに医療の質を向上させる

乏しく，研修医募集方法もマッチングなどという耳慣れない方式の導入と相俟って，病院間に大きな戸惑いが生じていたことも事実である．

大学病院には「大学の強み」があり，沖縄県立中部病院には過去38年の実績に裏打ちされたユニークなアメリカ方式によるブランド化が定着していて，応募方法の如何にかかわらず研修医定員を揃えるのになんら支障もないのであろうが，絶対的知名度が低く，研修実績も乏しい新規臨床指定研修病院においてはマッチング方式による研修医確保に大きな不安を抱いたとしても，けだし驚くには当たらない．指導医陣の数一つをとってみても，各病院内には科ごとのバラツキがあり，指導医の実力や情熱にいたってはさらに大きなでこぼこを認識せざるを得ない．これらのハンディを抱えたまま，マッチングに参加して果たして研修医の応募が得られるか否かは甚だ疑問であろう．各病院にとっての大きな泣き所となることは想像に難くない．

④ 21医療機関による一大プロジェクトの誕生

それらの悩みを解決するいとぐちとして発想されたのが臨床研修病院群プロジェクト「群星沖縄」構想である．いくつかの病院が集まって指導医の不足を補い合い，切磋琢磨しあって指導上の実力と情熱を育みあい，指導力に乏しい診療科については，より充実した協力病院に研修を委嘱する方法などが発案されたのは自然の成り行きであった．

そのためには管理型，協力型を問わず，より多くの病院が参加することが必要であり，そうすることで目的に叶うプロジェクトの実現が可能となる．転じて研修医たちにとってもより良いプログラム，より良い教育環境が構築できる可能性も高まる．ある病院の研修委員長が呼びかけ人となって水面下で動き出したところ，同様な悩みを抱える病院の間で次第に輪が広がり，遂に21もの医療機関による一大プロジェクトが誕生する運びとなった．

定年を1年半後に控えた筆者に病院群プロジェクトを支援する臨床研修センター長への白羽の矢が立ったのは，平成14年1月のことである．県立中部病院にお

> **指導ポイント**
> ・より多くの病院が参加することで，より良いプログラム，より良い教育環境を構築できる
> ・群星沖縄のコンセプトを大切にする

ける30年余の教育経験を活かして，この一大プロジェクトに，ぜひ力を貸してほしいとの臨床研修委員長会議からの要請を受けて，筆者は大いに心を動かされた．中部病院には35年の歴史の積み重ねにより多くの指導医がすでに育っており，転じて新研修事業に微力を尽くすのも医師人生の最後を飾るに相応しい魅力のある職場ではないかと決断したのであった．早速，病院群を構成する趣意書が作成され，各病院に配布された[1]．その間，研修委員長会議は毎月1回のペースで行われ，プロジェクトの名称，広報活動，事業方法，研修事業のコンセプト（表8-1）などが次々と決定された．

⑤ 群星沖縄のスタート

参加病院それぞれの役割やプロジェクト広報活動などが整備され，各病院の理事長，病院長会議も発足して予算その他の審議が重ねられたうえで，平成15年4月，センター長，事務局長，スタッフの3人体制からなる研修センターが旗揚げされ，臨床研修プロジェクト「群星沖縄」はスタートした．以来，研修センターが中心となって行っている活動や事業は次のように多岐にわたる．

❶ 臨床研修委員長会議の開催（2週間に1回），理事長，病院長会議開催（2カ月に1回）
❷ 日本学術会議会長 黒川清教授をお迎えしての「臨床研修大講演会」開催（県内外から500名の参加）
❸ 指導医を対象としたFaculty Development開催（What to teach and How 講習会）．指導医の指導技法を高める目的で月1回程度の講習会を開催．平成15年4月以来，2005年11月中旬までにすでに29回目を終了（表8-2）
❹ 広報活動：ホームページの立ち上げ（http://www.muribushi-okinawa.com/），積極的なマスコミ対策（すでに各新聞，雑誌，テレビ社から24回の取材に応受）による広報，月1回ペースの広報紙の発行
❺ 大阪，東京，福岡，仙台における臨床研修病院紹介合同セミナーへの参加および発表
❻ メーリングリストの作成，管理による病院間情報交換
❼ 事務局長による各病院指定申請書類作成援助
❽ 全国規模の学生からの問い合わせへの応対

❾ 各病院プログラムへの研修応募医学生の相談およびセンター長面談
❿ 各管理型研修病院におけるセンター長による月2回程度の教育回診の実施や講師の派遣
⓫ 沖縄県医師会地域臨床研修委員会主導による琉大，中部，群星沖縄プロジェクト合同講習会への参加支援
⓬ 定期的ACLS講習会の開催
⓭ 日米医学交流の一環としてピッツバーグ大学と提携し，指導医セミナーに平成16年度は各病院の研修委員長8人を送り出し，What to teach and Howを学習．また，同大学レジデントセミナーに4人のチーフレジデントを送り，What to learn and Howを学習．今後も毎年，本プロジェクトから10人以上の送り出しを計画中
⓮ ピッツバーグ大学から年間3人（チーフレジデント2，スタッフ1）を招聘計画．平成16年度は赤津晴子先生を招聘した
⓯ その他

などなどであり，研修センターは応分の仕事量を享受している．

特に『日本医事新報』，『医学界新聞』や『DOCTOR'S MAGAZINE』，『読売新聞』，『日本経済新聞』，『沖縄タイムス』，『NHK』などに報道されて後，プロジェクト「群星沖縄」が一気に全国的にその名を知られるようになった．平成15年に行われた厚労労働省によるマッチングに51人の定員で参加したところ，予想に反して全国28大学からの応募でフルマッチし，平成16年度には定員を61人に増員したにもかかわらず再びフルマッチを獲得した．従来の琉大病院群プロジェクト，県立病院群プロジェクトと合わせると沖縄県内だけで平成17年度は145人の新人研修医が全国から参入することになった．人口10万対比では，ここ沖縄が全国有数の参入率である．学生の問い合わせや研修希望が殺到して嬉しい悲鳴をあげている反面，今さらのごとく現実に多数の研修医を預かる責任の重大さを痛感している．

最近，沖縄県医師会地域臨床研修委員会が中心となり，琉大，県立中部，群星沖縄プロジェクト三者による意見交換会がもたれ，沖縄県内での今後の医師養成事業の方向性についての活発な討論が行われている．三プロジェクト合同講習会などのコーディネートを同委員会に委託しているが，同医師会の研修事業に寄せる情熱と協力は特筆に値する．

⑥ 一年次研修の実態

平成16年度の47人の研修1年次は6つの管理型病院（平成17年からは7つ）に所属して群星沖縄プロジェクトでの研修の幕が切って落とされた．幸いに皆が元

指導ポイント
- ピッツバーグ大学との日米医学交流に基く指導医,研修医の質
- FDで指導医の能力を高める
- 良医育成には,全医療界の協力が絶対に必須であり,各プロジェクトが一致団結して取り組む姿勢が大切である

表8-2 ◆Faculty Development

回	所属	講師	演題
1	群星沖縄臨床研修センター長	宮城征四郎	生命徴候の臨床的解釈について
2	東海大学教授	黒川 清	21世紀日本の課題と挑戦 〜「プロ」を育てる
3	群星沖縄臨床研修センター長	宮城征四郎	私が歩んだ呼吸器臨床家への道
4	沖縄県立中部病院内科医長	遠藤和郎	研修医の健康管理
5	琉球大学医学部附属病院地域医療部講師	武田裕子	臨床研修必修化で求められるファカルティ・ディベロプメント
6	近森リハビリテーション病院長	栗原正紀	地域リハビリテーション 〜救急から在宅まで
7	群星沖縄臨床研修センター長	宮城征四郎	呼吸器疾患における身体所見の重要性
8	沖縄県立中部病院研修委員会副委員長	徳田安春	総合内科の在り方
9	浦添総合病院救急部長	井上徹英	救急医療「Commonの中のUncommon」
10	沖縄県立中部病院循環器科部長	平田一仁	循環器疾患における身体所見の重要性
11	豊見城中央病院副院長	潮平芳樹	リウマチ・膠原病の臨床 〜どのようにアプローチするか
12	浦添総合病院救急部長	井上徹英	救急医療 〜苦いカルテから何を学ぶか
13	豊見城中央病院副院長	城間 寛	外科医が診た救急疾患
14	東京大学保健管理センター内科助手	奥田俊洋	わかりやすい水・電解質 〜腎の構造と機能から考えよう
15	岩手医科大学第二内科教授	平盛勝彦	変な用語が変にする健やかさへの構えと振る舞い 〜基本的な事柄を一緒に考えてみましょう
16	ハワイ大学外科教授	町 淳二	米国式Problem-Based Conference(実演)
17	昭和大学医学部救急医学教室教授	有賀 徹	救急領域における安全管理
18	沖縄県立中部病院ハワイ大学ディレクター	真栄城優夫	急性腹症のピットフォール
19	ピッツバーグ大学助教授	赤津晴子	What to teach and How
20	福井大学医学部救急医学講座教授	寺沢秀一	ERにおける心得
21	サクラ精機学術顧問感染症コンサルタント	青木 眞	感染症診療の原則
22	広島大学病院救急部集中治療部長	谷川攻一	Effecctive clinician をめざして
23	浦添総合病院総合診療内科部長	稲福徹也	神経内科医から総合内科医へ
24	日本介助犬アカデミー専務・横浜市総合リハセンター補助犬担当	高柳友子	身体障害者補助犬法と医師の役割 〜動物介在療法とリハビリテーション
25	群星沖縄臨床研修センター長	宮城征四郎	臨床研修における指導医と研修医の役割
26	鹿児島大学病院神経内科・呼吸器内科教授	納 光弘	夢追って生きる
27	藤田保健衛生大学脳神経外科助教授	加藤庸子	女性医師よ,ねむることなかれ!
28	アイオワ大学医学部名誉教授	木村 健	アメリカの外科卒後臨床研修 〜けっしてあきらめないチャレンジを
29	琉球大学医学部第一内科教授	藤田次郎	琉大教授として沖縄の医療を語る 〜虎の門病院レジデントを皮切りの医師人生を背景に

気に活き活きと研修している実態に各病院月2回ペースのセンター長による教育回診（その実際については後述，また，メディカル・プリンシプル社制作『教育ビデオ』参照）を通じて触れる機会を与えられている．

　各研修医が，臨床の基礎を忠実に学び，ジェネラルな基礎知識と医療手技の修得に日夜励んでいる．彼らにとっての大きな利点は，選択期間には自分の意志で，最も学びたい科と病院を選択し病院群中21医療機関のどこにでも出向できるということである．それが彼らにとっての幅の広い選択肢であり，ベストの教育環境の構築だと思われる．

　また，各病院は彼らに選択されるために質の高い「研修内容」を提供すべくしのぎを削り，切磋琢磨を余儀なくされる．本プロジェクトにおけるまさしく研修医本位の研修プログラムの特徴である．臨床研修プロジェクトは明日の良医を夢見る若き医学徒の前途を左右する重大な事業である．沖縄県内のいずれのプロジェクトに参加するのであれ，全国から来沖する各研修医が2年間の初期研修期間中に十二分にその目的を完遂し，将来，自信に満ちた誇り高い臨床家としての医師人生を歩む足掛かりになってほしいと念ずるものである．そのためには県医師会も含めた全医療界の協力が絶対的に必須であり，明日の良医育成にむけてWhat to teach and Howをともに学び，各プロジェクトが一致団結してとり組む姿勢がきわめて大切である．

　卒後臨床研修は臨床研修施設のみの問題ではない．本邦の社会全体の問題であり，コミュニティーを挙げて，より良い研修教育環境の構築に精力を傾注しなければならない重要な命題なのである．

【参考】群星沖縄立ち上げの趣意書（2003年1月6日）[1]

❶ 臨床研修病院群プロジェクト「群星沖縄(むりぶし)」構想
(Muribushi Project for Okinawa Residency Programs)

＜プロジェクトリーダー＞
　　宮城征四郎（沖縄県立中部病院院長：平成14年当時）予定
＜プロジェクト参加・管理型臨床研修病院院長職氏名（いずれも当時）＞
　　浦添総合病院（302床）院長　　宮城敏夫
　　南部徳洲会病院（301床）院長　　金城　浩
　　中部徳洲会病院（300床）院長　　安富祖久明
　　沖縄協同病院（365床）院長　　仲田精伸

❷ 臨床研修病院群プロジェクト群星沖縄 ～7つのConcept～
1. 多数の研修病院が思想信条を超え，一致協力して，沖縄，ひいては日本の明日の良き臨床家を育成する
2. 多数の病院群で環境を整えることにより，研修医にとってベストの研修プログラム，ベストの教育環境を構築する
3. グローバル・スタンダードの医療を実践する
4. common disease中心の救急，プライマリ・ケア研修を実践する
5. 米国との医学医療交流を通じFaculty Developmentに力を注ぐ
6. 研修医の欧米臨床留学制度を確立する
7. 研修医とともに医療の質を向上させる

❸ 群星沖縄のネーミングの由来 ～全国の医学生へのメッセージとして～
「明日の臨床医を夢見る日本全国の医学生へ，医師としての第一歩を沖縄で踏み出してほしい」，「研修医ひとりひとりに，満天の星のごとく志高く輝いてほしい」との思いがこめられている．

　指導医自身，良医を育てるという重大な責務を負うなかで，内容のあるプロジェクトに発展させる夢をもち続けたい．沖縄から，地元大学の医学生はもとより全国の医学生へのメッセージとして，沖縄の群星(むりぶし)のごとく….

① はじめに
　2004年の卒後臨床研修の必修化は，インターン制度の廃止以来，36年ぶりの抜本的な医師卒後臨床研修制度の改革となっている．文字通り研修が正規の国の制度とされ，研修の場や研修プログラムも大枠で指定される．厚生労働省は，この間のワーキンググループの検討をふまえ，平成12年9月27日に『新たな医師臨床研修制度のあり方について（案）』を発表し，具体的な施設基準とプログラムの案を提示した．今後の必修化までのスケジュールは，12月中に省令発表後，臨床研

修指定病院の施設・プログラムの認定開始,「マッチング・システム」の内容提示,研修病院の公募と,五月雨的に進捗していくものと思われる.

② 日本の医師養成・卒後臨床研修をめぐる論議
～卒後研修必修化にあたって明確にされたプライマリ・ケア重視の方針～

厚生労働省は,「医療は専門分化が著しく,若手医師の専門医志向も強い.このことは,一方で医師と患者のコミュニケーションを大切にした全人的な幅広い診療能力の欠如を生じる結果にもなっている.従来,医師の臨床研修の場は大学病院に大きく依存しており,研修内容が,臨床研修指定病院も含めて大病院で行われる高度専門医療に関することを中心としたものになりがちであることも,その原因のひとつと考えられる」としている.さらに,「専門に特化した臨床研修が行われることで,"人を診ずに病気を診る"と評されるようになり」と,現状の問題点を指摘し,プライマリ・ケアを重視した研修に転換することを求めている.

③ 「新・医師研修制度案」の特徴 ～卒後研修必修化で何がどう変わるのか～

第一に,新・医師研修制度案では,「医師としての人格を涵養し,将来の専門性にかかわらず,医学・医療の社会的ニーズを認識しつつ,日常診療で頻繁に遭遇する病気や病態に適切に対応できるよう,プライマリ・ケアの基本的診療能力(態度,技能,知識)を身につける」と研修理念を掲げている.

第二は,医師の卒後研修の目標が国から明確に示され,この目標を達成した者(研修修了者)は医籍にその旨が登録されることとなった.一方で,所定の臨床研修を修了しない医師は,診療所を開設する際に県知事の許可が必要となり,病院の開設にあっては臨床研修修了者でなければならないとされた.

第三は,これまで臨床研修は大学中心に行われてきたが,プライマリ・ケアの対応能力強化が求められる中,地域の病院の研修能力を高める方向で論議が行われ施設基準の大幅な緩和が打ち出された.これによって,研修のメインステージが第一線の医療を担う臨床研修指定病院へ切り替ることとなった.

さらに研修の質・水準を保つために,病院あたりの研修医の受け入れ定員を「年間入院患者100人または病床8に対して1人」(必修化前は大学病院以外の研修指定病院では病床40に1人の割合・厚生労働省調べ)という上限を設けた.これは大学にとってみれば,結果的に研修医を放出せざるを得ないものとなり,かたや研修医を受け入れる研修指定病院の責務は重大となってくる(単純に大学病院600床では2学年で75名しか残れない計算).

第四は,研修プログラムに関して,24カ月の期間のなかで,プライマリ・ケアの適切な経験が積めるようにモデル・プログラムが示された(詳細は厚生労働省研修プログラム基準参照).基本研修科目として「内科,外科,救急部門(麻酔科を含

む）」，必修科目として「小児科，産婦人科，精神科，地域保健・医療」と規定された．また，臨床研修病院「群」で幅広く研修が行えるよう，「単独（完結）型病院」，「管理型病院」，「協力型病院」（中小病院など），「研修協力施設」（診療所など），いずれも相互に協力して多様な研修プログラムを構築することが可能となった．

　第五は，研修医の処遇に関して，2年間，国が保障する方向で財政措置の検討が行われている．私立大研修医過労死事件を契機に，研修医の学修性と労働性の二面性が論じられ，私大の研修医の月給与が2万〜4万という報道もなされ，生活のためアルバイトに依存し，研修医単独診療の実態が医療の安全の面からも大問題となってきた．

　第六に，研修医の公募にあたって，研修医と研修プログラム（臨研病院）との組合わせを決定する制度「マッチングシステム」（米国方式）を導入し，当面，国が中心となって推進していくものと考えられている．

　以上，新・医師臨床研修制度の改革のポイントを述べた．

④ 沖縄県内の卒後臨床研修の現状と課題

❶ この間，増えてきた沖縄の臨床研修指定病院

　日本全国の数ある臨床研修指定病院の中でも，その充実した指導医スタッフ，外国招聘講師によるアテンディングや確立された臨床教育システムなど，沖縄県立中部病院は真にトップクラスの研修病院である．中部病院についで，34年ぶりとなる2000年には沖縄県内の中部徳洲会病院，沖縄協同病院が臨床研修病院に指定され，その後，那覇市立病院，浦添総合病院，南部徳洲会病院などが連続的に指定を受けた．今後はさらに県立那覇病院，県立北部病院，さらには中頭病院，豊見城中央病院，ハートライフ病院，大浜第一病院なども，新しい施設規準に準拠し「管理型病院」あるいは「協力型病院」としての取得の展望が大きく出てきた．

❷ 臨床研修指定病院の中身が問われる時代に

　中部病院は，ここ20年，研修医受け入れ定員の20名に対して60名〜80名余の応募がある．一方，中部病院以外の新規指定臨床研修病院は研修医の受け入れに苦慮している面もあり，研修病院として受け入れ科に得手不得手があるなど力量の面で凸凹がある．

　国立大学医学部附属病院長会議が実施した現5年生（2004年卒予定）へのアンケート調査をみると，研修希望先として大学以外の研修病院をあげている医学生が43%に上り，これまでの3倍に増加している．マッチングシステムの導入などにより，臨床研修指定病院そのものが医学生から自由に選択されることになり「競争」が激しくなる．病院の質，研修の質が評価され問われる時代になり，新たな段階の医師養成への挑戦が求められる．

　臨床研修指定病院だからといって選ばれる時代ではなく，新しい制度に乗った

形だけのプログラムでは立ち遅れてしまう．今後も，臨床研修指定病院間の協力・交流を進め，切磋琢磨する中で指導医の教育技法の向上など，teacherとしての指導医の養成にとりくむ必要がある．この間の研修病院群・研修委員長会議に集う関係者は，いずれも研修医を育てることに情熱と夢をもっており，これこそが今，何よりも重要であり，今後の力量の向上に資するものと考える．

このような目的を実行するうえで，「臨床研修病院群プロジェクト群星沖縄」の発足は大きな意義をもっている．

⑤ 臨床研修病院群プロジェクト群星沖縄の経過と発足の意義

❶ この間の主なとりくみ経過

- 2002年2月15日　講演会開催「卒後臨床研修の行方」
  　　　　　　　　　講師：宮城征四郎先生．県内臨床研修関係者出席．
- 2002年8月8日　県内臨床教育関係者メーリングリスト作成（12月現在17名が参加）．卒後研修に関する情報交流を始める．
- 2002年9月2日　第1回研修委員長会議開催．
- 2002年10月7日　第2回研修委員長会議開催．
- 2002年10月27日　日米医学医療交流セミナー（東京）への参加．
  　　　　　　　　　宮城征四郎先生，赤津晴子先生はシンポジストで出席．沖縄から浦添総合病院，豊見城中央病院，沖縄協同病院の指導医・事務合わせて5名が参加．
- 2002年11月2日　講演会開催「臨床教育変革のムーブメントを」
  　　　　　　　　　講師：宮城征四郎先生．県内臨床研修関係者・大学指導医・医学生出席．
- 2002年11月18日　第3回研修委員長会議開催．
- 2002年12月2日　理事長，病院長会議開催．
  　　　　　　　　　群星の意義，方向性を論議．
- 2002年12月9日　第4回研修委員長会議開催．
  　　　　　　　　　研修プログラム，発足趣意書案の検討．
- 2002年12月10日　各病院，施設，指導医へ検討依頼書ならびに発足趣意書の送付．同時にメーリングリスト上で公開．
- 2002年12月18日　第5回研修委員長会議開催．
  　　　　　　　　　群星基本プログラム案の検討．
  　　　　　　　　　＊前後して，アンケート（得意分野，不得意分野，指導医数，研修医募集人数など）を3回実施し，集約し全体の交流を図った．
- 2003年1月7日　第6回研修委員長会議開催．
  　　　　　　　　　群星基本プログラムの確認，各病院ティーチングスタッフの

リスト化，群星プロジェクト事務局のオフィスの見学実施．プロジェクトの推進に伴う財務全般について院所長会議での検討を要請し，研修委員長会議でも議論することにした．

❷ 群星プロジェクトの意義

7つのconceptに示されている通り，沖縄，ひいては日本の将来の地域医療を担う医師の養成を唯一最大の使命とし，各参加病院・指導医が良い医師を育てるという一点で協力し，互いに交流し切磋琢磨する中で全体の臨床教育のレベルアップを図る．

他府県では真似のできない，沖縄ならではのユニーク性ももっている．地域に貢献する優れた医師の養成は沖縄県民の切実な願いであり，社会的に意義のある公共性の強いプロジェクトであると考える．

一方で，それぞれの参加病院・施設の将来を担う後継者づくりの側面もあわせもっている．いずれにしても，私たち自身が卒後研修必修化にあたってどんな臨床教育をするのか，中身の問題にとりくむことが真っ先に求められる．

⑥「群星プロジェクト」の特色
～Faculty Developmentを学ぶための米国ピッツバーグ大学における日米医学教育交流への参加～

＜プログラムディレクター 赤津晴子医師（ピッツバーグ大学内分泌内科助教授）＞

日本の臨床医学教育のあり方は新しい局面を迎えている．これまでの見学型臨床実習に代わって，クリニカル・クラークシップの導入の動き，OSCEや模擬患者を使っての臨床能力評価法の採用などなど，新しい試みの数々．

しかし，現場で実際にその変革のフロントラインに急に立たされることになった指導医は，不安の中で研修指導に当たらざるを得ない．教育者としての系統立ったトレーニングシステムは日本にないため，指導医として困惑するのは当然である．

現在，日本が導入しようとしている新しい臨床医学教育のシステムは，すでに長年米国で導入され定着している．一度，各病院の研修委員長を中心に，臨床教育の本場・米国の現場を視察することを具体化する．帰国後も，ピッツバーグ教官のフォローアップを受けられるという魅力もある．

⑦ 群星プロジェクトが考える卒後臨床研修必修化への対応方針（骨子）

❶ 第1回目のマッチングからプログラムのエントリーをめざし，「群星参加病院」としてマッチングに登録する

❷ 多くの研修医の受け入れができるように，「単独型病院」，「管理型病院」，「協力型病院」，「研修協力施設」の4者でいくつかの病院群（グループ）を

形成し，いくつかのプログラムを構築する
❸ プログラム構築の観点は，各病院の得意分野は伸ばし，不得意分野は互いに補い，ひとつひとつのプログラムの充実度を図る
❹ その際には，研修医の所属（医籍や身分上のとりあつかいなど）は明確にし，所属先病院は研修医の意向で決定する（所属病院から出て，他の研修病院・施設をローテーションする場合は所属病院からの出向という形態となる）
❺ 指導医ワークショップの開催など，Faculty Developmentの共同のとりくみや，合同カンファレンスを行い全体の力量アップを図る

＜沖縄県内でのFaculty Development例＞
・OSCEのとりくみやSP（模擬患者）を招いての医療面接，コミュニケーションスキルトレーニング各種教育用シミュレーターを用いてのセミナー開催，カルテ記載，EBM教育全般などなど，基本的臨床能力の修得に関する指導医・研修医のためのワークショップ，セミナーの開催．

⑧ おわりに

今後の課題として，以下のとりくみ，論議を進めていくものとする．
❶ 研修プログラム構築に向けた基礎資料となるアンケート結果の集約・整理，「星取表」の作成を進め，平成16年必修化へ向けて群星プログラムをマッチングへ乗せることを目標にワーキングを進める．その作業は各病院からの研修関係者による研修委員長会議で行うこととする
❷ 臨床研修病院群プロジェクト群星沖縄を推進する事務局的な役割を果たす機関として，「臨床研修センター」の設立を検討する．あわせて組織形態のあり方についても研究，検討を始める
❸ 病院群による臨床研修体制にあって，研修医の給与や手当などの処遇の課題，また，臨床研修センターを設立するにあたっての体制の課題，発生する財務の保障の課題について論議を開始する（研修医の給与については，国から支給される方向で論議が行われているものの，結論を得るまでには至っていないため，国の議論の動向を掌握しながら論議する）
❹ 平成15年3月末日をもって沖縄県立中部病院院長を勇退される宮城征四郎氏に，臨床研修センターの初代「センター長」，ならびに群星の「プロジェクトリーダー」としてその任務に当たっていただくことを正式に要請していく

（文責：群星沖縄臨床研修センター事務局長 宮里達哉）

文献
1）宮城征四郎，宮里達哉：時論-臨床研修病院群プロジェクト「群星沖縄」の発足と構想について．日本医事新報，4112：73-78, 2003

実際編

第9章 群星沖縄病院群プロジェクトの問いかけるもの

1. スタートした病院群「群星沖縄」臨床研修プロジェクト

1 沖縄での病院群臨床研修

① 学外研修者が多い

　臨床研修必修化元年の平成16年，難関だったといわれる第99回の日本医師国家試験を無事，クリアーした若き新人医師たちの研修が，沖縄の地でも幕を切って落とされた．残念ながら群星沖縄プロジェクトではマッチ数51人の中から国試その他により4人が脱落し，47人によるスタートとなった．結果的にみると本県では琉大プロジェクト（Ryu-Mic）50人，群星沖縄プロジェクト47人，沖縄県立病院群プロジェクト44人の合計141人である．新たに導入されたマッチングによる新研修医の分布が，全国的にみると大学病院に6割，学外の臨床研修指定病院4割と発表されたが，ここ沖縄では全研修医数141人中，学内：学外の比がすでに1：2弱と逆転している．

　さらに厚生労働省による平成17年度に向けたマッチング結果によると，学内53％，学外47％とほぼ拮抗している．本県でのそれはさらに大学離れに拍車がかかり，141人中，学内：学外は1：5～6に落ち着いた．本研修プロジェクトは定員61人フルマッチとなり，1次希望者の段階で2年連続，定員を充足したことになる．

② 沖縄県外出身者が多い

　詳細な数字は把握していないが沖縄県出身者は全新人研修医数141人のうち，4割の60人にも満たないようである．すなわち，県外の都道府県出身者が6割を占めていることになる．出身大学に目を向けてみると琉球大学出身者はわずかに57人に留まり，大半は他大学出身者で占められている．医学生の県外流出が大問題となった多くの都道府県にとって，沖縄におけるこの現象は全国に大きな衝撃となって受け止められた節がある．わずか135万人口の沖縄県に141人を超える新人研修医が大挙して集まり，人口10万対比にすれば全国一の数を誇ったからである．

　各県の医療行政にとってもこのような数字は看過できるものではなく，多くの新人医師流出を招いた各県の行政官たちがその対策に頭を悩ませている事実は諸種の医療情報誌その他に詳しい．沖縄県ならびに県医師会がこれまで一丸となり，心血を注いで琉球大学ならびに沖縄県立中部病院の臨床研修プログラムを支援し

続けてきた過去の実績の結果であることは明らかである．その恩恵をバックに新しく参入した群星沖縄プロジェクトにも多くの関心が寄せられ，定員すべてがフルマッチという輝かしい実績に浴することができたことは，研修事業先発2病院のこれまでの業績に負うところが大きい．

2 スタートした群星沖縄プロジェクト

さて，スタートしたばかりの本プロジェクトであるが，平成16年5月初旬，2日にわたる合同オリエンテーションが開催された．最終日の夕刻には，ホテルの大広間を借り切って新人医師たちと各病院のスタッフ，医師会や各研修プログラムの関係者をお招きしての大交流会を成功裡に終えた事実は沖縄県医師会報への同医師会副会長の当山護先生の紹介記事に詳しい（『沖縄県医師会報』2004年8月号）．

特に合同オリエンテーションで力説されたことは

1．群星沖縄プロジェクトのコンセプト（表8-1，p.130）
2．医療に求められる患者の視点
3．コメディカルの視点からの研修医の姿勢
4．コミュニケーションのあり方
5．研修医の健康管理
6．日米医学交流
7．医療の基本に忠実であることの重要性
8．大都会の大病院でしか通用しない医師の育ち方への戒め

などなどであった．

その後の日程は，無論，各管理型病院プログラムの自主性に委ねられた．

研修委員長会議報告によれば各病院のオリエンテーションへのとり組み方は個々で，実に千差万別，多彩であり，その後のアウトカムの比較が楽しみである．群星プロジェクト研修は選択科目については病院群中のいずれを選ぶも自由であり，研修医に選ばれる病院に成長すべくお互いの競争，切磋琢磨を余儀なくされる．本プロジェクトの一つの大きな特徴ともなっており，これまた，アウトカムが楽しみの一つである．

本プロジェクトは，臨床研修必修化にあわせてスタートしたばかりであり，未だ，海のものとも山のものとも判断が付かない．しかし，それだけに各プログラムの指導医陣には新鮮な気概と真剣さがあり，意気込みが感じられる．そして，

> **指導ポイント**
> ・合同オリエンテーションの内容（群星沖縄のコンセプト，患者の視点，コメディカルの視点からの研修医の姿勢，コミュニケーションのあり方，など）を大切にする

　本プロジェクトが日本の臨床研修事業に投げかける諸々の問題点がキラ星のように存在するのである．

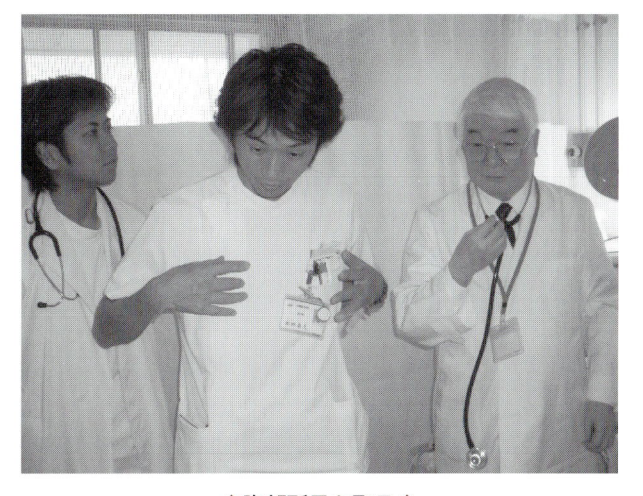

◆胸部所見を取る◆

実際編

第9章 群星沖縄病院群プロジェクトの問いかけるもの

2. 群星沖縄プロジェクトが問いかけるもの

1 研修病院の理念と使命

　臨床研修病院には，それぞれ研修に関する確固たる理念と使命がなければならない．沖縄県立中部病院の場合には沖縄県民への昼夜を分たない均質の医療，なかんずく救急医療の提供，国際水準に則った臨床教育，そして離島医療支援という使命があり，常にそれが県行政を動かし，終始，県民の支持と共感を得てきた．

　群星沖縄プロジェクトは「**思想・信条を超えて，多数の病院が一丸となって明日の良医を育成する**」というコンセプトの上に成り立つ．すなわち，多数の病院が協力し合うことにより，それぞれの病院の長所をとり入れ，短所を補い合うことにより「研修医本位の教育環境，教育プログラム」を構築するという理念を掲げる．

　研修医本位の教育とは各病院が患者本位の医療を掲げる理念と軸を一にするものである．明日の日本の医療を担う研修医たちが真の良医に育つことは，明日の国民の医療が真に向上することに繋がる．それぞれの病院単独では研修事業にゆとりがなく，国家の医療にまでは考えが及ばない．多数の病院群が協力し合えば，国民に目が向いたアイディアが数多く生まれ，それぞれの力は相加効果を遥かに超えて，相乗効果をさえ発揮する．研修医の研修内容の選択肢も倍加する．真に学びたい内容は病院群のどこかに必ずみつけることができる．

　救急は年間3万件以上の受診数を誇る病院で学び，産科は分娩数が年間1,000件を超す病院を選択することができる．ある病院の小児科医が不足していれば，指導医数が充足している病院へ出向して学べばよい．

　本プロジェクトでは各病院のエゴは可及的に抑制する努力が行われている．医育機関でも医局エゴは控えられなければならない．入局の意志がないという理由で特定の研修医への指導に手抜きがあってはならない．病院や医局本位の研修指導体制は必然的に研修医により排除される．

　研修医は国民医療のために多くを学び，指導医は国民医療のために研修医指導に情熱を傾ける．「**教えることは学ぶこと**」であり，研修医の指導を通じて指導医自らの臨床の力が日々，向上することを大きな喜びとすべきである．高邁な理念のない研修事業はいずれ衰退する運命にある．

指導ポイント	・教えることは学ぶこと ・良医は良き指導医の下にのみ育つ ・プライマリ・ケア研修の重視

2 指導医講習会（FD）と日米医学交流

良医は良き指導医の下にのみ育つ．本プロジェクトでは指導医のためのFD（Faculty Development：指導医講習会）に最も大きな力が注がれている．現在では21医療施設に膨れ上がった病院群の指導医たちを対象に，毎月1回の頻度で指導医講習会を実施，平成17年11月現在，すでに29回を数えている（表8-2，p.133参照）．講師は県外からの招聘に加えて，県内他施設および病院群内からも多数のボランティアに協力していただいている．指導医，研修医の参加者は毎回100人を超え，常に盛況を博している．

第19回FDには遠くピッツバーグ大学から日米医学交流プロジェクト責任者の赤津晴子助教授を招聘して，研修医相手には"What to learn and How？"を，また，指導医に対しては"What to teach and How？"のワークショップを開催した．また，同大学で毎年2回，開催されている臨床指導医のためのセミナーには，グループ内からの積極的な参加を勧め，平成16年度は総計8人が渡米した．平成17年度は15人程度の派遣を予定している．また，同大学のレジデント・ワークショップにもチーフ・レジデントを昨年，3人送り込んだ．今年度も数人程度の派遣を予定している．加えて，1年に2回，同大学からの短期講師招聘を計画している．一人はチーフ・レジデント，他は教育回診の実際を担う教授クラスである．

研修医，指導医ともに，良い意味での刺激を受け，明日の研修への改善に資することを目的としている．群星沖縄で学んだ研修医たちが海外での臨床研修にも挑戦し，大きく飛躍してほしいと願ってのことである．

3 プライマリ・ケア研修の重視

本プロジェクトは初期研修のみでなく**後期研修においてもなお，プライマリ・ケアに力を注ぐ方針**である．医師はまず，卒後の5年ほどはジェネラリストあるいはホスピタリストとして育ってほしいと念じている．救急，内科，外科，小児科，地域医療すべてに対応できる臨床家としてのオールラウンド・プレーヤーとして4～5年ほどを臨床研修に従事してほしい．専門家になるのはその後でも決して遅くはないと筆者は思っている．まして，呼吸器内科や循環器内科などの専門科医になるのは卒後10年目くらいを目安と考えてほしいと思う．

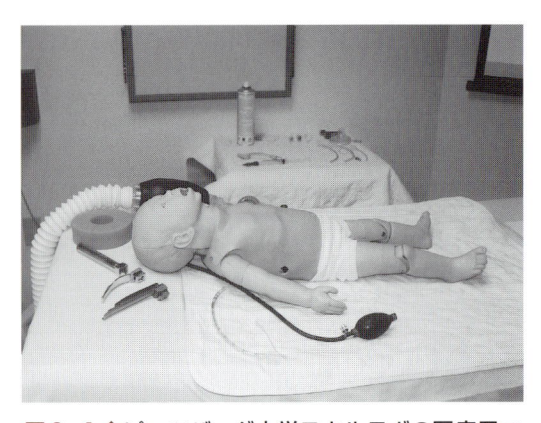

図9-1 ◆ピッツバーグ大学スキルラボの医療用マネキン
カラーアトラスp.11参照

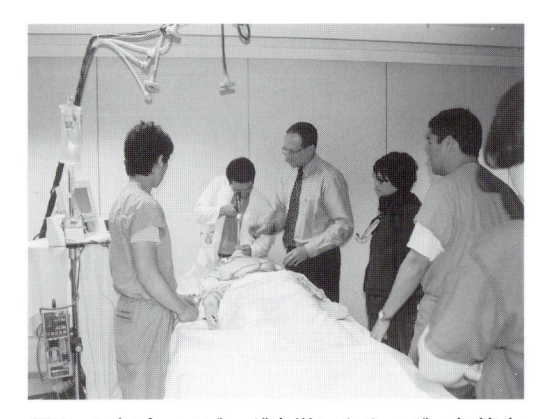

図9-2 ◆ピッツバーグ大学スキルラボの気管内挿管指導
カラーアトラスp.11参照

　従来の専門医育成方法は余りにも短兵急に過ぎ，プライマリ・ケア研修がおろそかにされてきた．超専門医は大都会の大病院勤務には向いていても，単独診療は苦手である．医療過疎地での医療活動に自信をもって従事できる専門医師は少ない．したがって国家単位で見るならば，都市中心の医師偏在を引き起こす根源をなしている．

　また，現在の日本の医療社会では，専門医が重視され，プライマリ・ケアのできるオールラウンド・プレーヤーが軽視される傾向にある．大学内で総合診療部が市民権を得るのに四苦八苦している現実は如実にその実態を表している．総合診療部あるいは総合内科こそが臨床研修現場の中枢に位置づけられなければならない．研修病院では医局や各科のエゴを超えて総合診療研修に最大の協力を惜しまないシステムの構築が急がれる．

　特に**学外の研修施設では総合診療部研修こそが，最大に重視されなければならない**．大学での研修に比して遥かに優れた研修内容を盛り込める可能性がここには秘められているからである．大学での研修では各科医局のエゴに立ちはだかれて総合診療部での研修集中化は本邦では成立が困難である．しかし，一般研修病院ではさほど困難を伴わない．学外研修の大きな利点はここにこそ集約されるものと考えられる．

4 スキル・ラボ構想

　米国医学教育の中では，医学生のうちから精巧な医療用マネキンを駆使したシミュレーション訓練を施している（図9-1，9-2）．静・動脈採血，種々のライン挿入操作，挿管，心肺蘇生術，不整脈管理，集団災害トリアージ訓練，出産介助，縫合手技その他，諸々の医療手技の訓練が学内のスキル・ラボにおいて反復

| 指導ポイント | ・医師の偏在は短兵急な専門医育成にその原因がある
・総合診療部の構築の重要性
・スキル・ラボを設立し，医療技術交流拠点をめざす |

指導がなされている．

　日本の医学生には残念ながらそのようなトレーニングはあまり積極的に行われておらず，医学部卒業と同時に生の人間（多くは患者）を相手に医療手技の訓練が開始されている．自然，初心者は失敗も多く，また，現実に医療ミスを引き起こしかねない．

　本プロジェクトでは全国に先駆けて多くの医療用マネキンを整備して，シミュレーション・スキル・ラボを設立し，あらゆる医療関係の学生，医療者に手技訓練を気軽，かつ，自由に行っていただき，医療ミスの軽減に資したいと考えている．日本，いや，環太平洋の国々における医療技術交流拠点になればなお，効果的だと考えている．無論，群星病院群プロジェクト単独では荷が重いし，もっと大きな組織の援助が必要であることは論をまたないが，日本の臨床医学の向上に貢献することはまず間違いあるまい．

5 後期研修のあり方

　いわゆる後期研修は上記のように十二分なプライマリ・ケアを修得した後に，専門教育として位置づけ履修するのが望ましい．専門教育研修にはさらに数年を必要とするが，臨床一筋の医師人生を決意した研修医は引き続き学外の研修プログラムを選択すればよい．医育機関での教育職を志す者は，大学院あるいは入局を選択すればよい．

　群星沖縄プロジェクトでは母校に戻る者はそれでよいが，なお，学外での臨床三昧の医師人生を希望する者にはわれわれ独自の後期研修プログラムを用意している．ここでも，各病院のプログラムを比較検討して，群内のいずれのプログラムに進むも自由であり，特に登録された初期研修病院に留まる義務はない．また，研修医本位に選択の幅を拡げる目的で，お互いの研修理念が類似した多くの病院を対象に後期研修アライアンスの呼び掛けを行っている．図9-3はその呼びかけ趣意書である．

　現在，当方から呼びかけをした中の大半の病院から，すでにご快諾のお返事を次々に頂戴し，研修医たちを喜ばせている．毎年1回，全研修医を相手にアライアンス病院の後期臨床研修プログラム説明会を予定しており，平成17年度は7月中旬に開催した（『DOCTOR'S MAGAZINE』平成17年11月号参照）．

<参考>
後期研修アライアンスへの提言（趣意書）

XX病院臨床研修責任者　殿

　　　　　　　　　　　　　　　臨床研修病院群「群星沖縄」研修センター
　　　　　　　　　　　　　　　　　　　　　　　宮城　征四郎

謹啓
　秋冷の候，皆様にはますますご健勝の事とお喜び申し上げます．
　日頃は卒後臨床研修に関し，何かとお世話をいただき，感謝に堪えません．
　お陰様で，われわれの「群星沖縄」初期臨床研修プロジェクトも順調に立ち上がりました．学生達に予想以上の人気を博し，今年度51人，来年度61人の募集定員すべてがフルマッチという快挙に関係者一同，大きな喜びとともに責任の重大さを再認識しております．プロジェクトは年々拡大の傾向を示し，さらに再来年度には増員の予定です．
　さて，今後1年半の初期研修履修後にはいよいよ研修医達は後期研修を選択します．母校に帰ってその後の医師人生を拓く予定の研修医達については余り問題はないのですが，引き続き学外の研修病院で臨床一筋をめざす研修医もまた，決して少なくありません．われわれのプロジェクトでも，もちろん，独自の後期プログラムを用意していますが，研修医にとってより幅の広い選択肢を提供することが彼らの今後の医師人生に大きく資するのではないかと考えております．
　そこで，本邦において長期にわたって臨床研修の実績のある貴院（大学）とわれわれのプロジェクトの間でお互いに研修医達を紹介，推薦しあう形の緩い後期研修アライアンスが組めないかと考えています．彼らの医師人生の選択の範囲を広げ，将来の良き臨床家に向けて彼らがより良い研修を受けることができれば，それだけ今後の日本の医療に貢献する医師が数多く誕生する機会に恵まれると確信しています．われわれは彼らの将来に大きな期待を寄せており，将来の日本の臨床を大きく前進させる推進力となることを願っております．
　つきましては趣旨，ご理解の上，お互いに後期プログラムをきわめて緩い形で交流しあうわれわれのアライアンス構想をご一考いただければ，大変，幸甚に存じます．
　なお，この構想にご興味がございますれば，同封の後期プログラムに関するアンケート用紙にご記入の上，貴院（大学）の後期の実態に関する資料提供をお願いできればと存じます．当プロジェクトの数々の後期プログラム案もまた，後ほど纏めて届けさせていただきます．
　　　　　　　　　　　　　　　　　　　　　　　　　　　　　　　　敬白

図9-3 ◆後期研修アライアンスへの提言（趣意書）見本

　USMLEに合格を果たした研修医たちには赤津晴子先生を通じてピッツバーグ大学への推薦，紹介を計画している．これもまた，5～10年後のアウトカムを大いに楽しめるものと期待している．

指導ポイント

・後期アライアンスへの呼びかけ趣意書により，後期研修病院選択の幅を拡げる

6 地域医療貢献

　本プロジェクトに参加している研修医の中には，研修終了後，オールラウンドプレーヤー医師として，医療過疎地や離島診療に従事する希望者もおり，地域医療への多大な貢献が期待される．

　世界に羽ばたく者，大病院の医療に従事する者，大学人として活躍する者，発展途上国の医療に参加する者，国際貢献をめざす者など将来の彼らの夢は多彩である．幸い，ここ沖縄は島嶼県であり，希望する地域医療に貢献する場所には事欠かない．何も沖縄に限らず，日本中の至るところに彼らの活躍する地域医療の場所は待っている．

　われわれ指導陣も，彼らが本プロジェクト終了後にどれほどの活躍と貢献を果たせるか大いに楽しみであり，メーリングリストを介してフォローしていきたいと，早くも今から胸踊らせながら思案している．

○医療用民間ヘリコプターシステムの創設[1, 2]

　沖縄県は多くの離島を抱え，有人の島だけでも39カ所に上る．したがって離島からの救急患者の搬送は，救急医療システムの上でも重要な位置を占めている．

　にもかかわらず，沖縄県においては自衛隊と海上保安庁のヘリコプター（ヘリ）が主として使われている．この点に関してヘリコプターの専門家である西川渉氏[1]は「沖縄では，自治体としての財政問題もあって，防災ヘリコプターも導入せず，自衛隊が無償で飛んでくれるからそれでいいという考え方があるやに聞く．しかし人の生死の分かれ目となるような緊急対応が，このような片手間―といって悪ければ，本来の任務ではない機関に頼るだけでいいのだろうか」と述べている．そして「搬送の要請から実行まで手続きが煩雑で時間がかかる」とも．全くその通りで，沖縄県で禄を食む医師として，氏の指摘には赤面するほかない．

　滑走路を必要とせず，時速200キロで飛行し，安全性が高いヘリは，欧米では医療を支える必要不可欠な手段としてとして日常的に用いられている．すなわちヘリコプターの医療利用はすでにグローバルスタンダードなのである．沖縄県内の医療人がグローバルスタンダードを言うのであれば，搬送システムもそうあらねばならない．

　ではどうしたらいいか．社会の片隅でいたずらに天下国家を嘆くより，まずは動

いていくことであろう．筆者は現在次の2点にとり組んでいる．
 1．ドクターヘリの導入
 2．医療用民間ヘリシステムの創設

そんなことは簡単にできない，という声もある．しかし，太平洋戦争末期において沖縄は日本で唯一地上戦が行われた地として多くの尊い人命が失われ街は廃墟と化した．今もなお日本の米軍基地の75％が集中するなど多大な不利益を蒙っている．沖縄は長く医師不足にあえいでいた地でもある．戦争直後の荒廃期，この沖縄が臨床研修のメッカになるなどと誰が想像しえたであろうか．

ドクターヘリはすでに全国8カ所に導入されているが，「医療用民間ヘリシステムの創設」に成功したところはない．ならば沖縄県を嚆矢としよう．すでにテストで2回ほどチャーターヘリを飛ばし，民間であろうと沖縄での飛行には問題ないことは確認した．次は患者移送が可能なヘリの入手とコストダウン，相互扶助制度の立ち上げである．

必要のないことは廃れる，必要なことは必ず実現する，この信念のもと，群星プロジェクトをはじめとするさまざまな組織の協力を仰ぎ英知を結集し，搬送システムのグローバルスタンダードの実現に邁進したいと念じている．

（文責：群星プロジェクト研修委員長会議議長 井上徹英）

※文献1，2がきっかけとなり沖縄において民間ヘリシステムU-PITS（Urasoe-Patient Immediate Transport System）が導入され，平成17年12月現在で20件の搬送実績がある．ドクターヘリは全国10カ所

文献
1) 西川　渉：＜医療過疎の解消（13）＞沖縄県の離島救急問題．『HEM-Net』
   http://www.business3.plala.or.jp/hem-net/kaso13.html
2) 宮城良充：沖縄県における離島医療．救急患者搬送システムの現状と問題点，へき地・離島救急医療研究会誌：2003

あとがき

　本書の執筆を開始後，一月も経たない短期間に脱稿したときには，その早さに筆者自身が驚いた程である．そのくらい，臨床研修のあり方に関し日頃から考えていること，訴えたいこと，公にしたいことが胸の内に渦巻いていたということが言えるものと思う．

　本書の企画をしていただいた羊土社の保坂早苗さんに，たまたまお声掛けをいただいたことがきっかけで，ここに初期臨床研修に関する筆者自身の胸の内を一挙に吐露できたことを心から感謝したい．また，本書の制作をご担当いただき，迅速に完成に向けてご尽力を賜った北本陽介氏にはどんなに感謝しても感謝しきれない気持ちでいっぱいである．

　本書執筆に当たり，多くの方々のご協力とご支援を賜ったことを改めて深く胸に刻みたい．

　群星沖縄臨床研修センター事務局長の宮里達哉さんには「群星沖縄プロジェクトの運営方法の実際」に関する項での執筆の一部をお力添えいただいたし，秘書の新垣悦子さんには出版社との細かい内容のやり取りや執筆資料の収集など，こまめにこなしていただいた．群星沖縄プロジェクトの研修委員長会議議長の井上徹英先生には，種々のアドバイスを頂戴したうえ，第9章-2「群星沖縄プロジェクトが問いかけるもの」の一部をご執筆いただいた．また，教育回診症例をご呈示いただいた沖縄協同病院研修医の尾辻健太君のご苦労に対しても，そのご努力をねぎらいたい．筆者が以前に勤務していた沖縄県立中部病院における研修委員会の資料のご提供や研修医健康管理委員会委員長　遠藤和郎先生の研修医に対するワクチン接種勧告書を本書中に採用させていただいたこととあわせ，同病院長をはじめご協力くださった職員ご一同様に対し，ここに深甚の謝意を表したい．

　本書は臨床研修にかかわる指導医，研修医，医育機関としての大学病院，学外臨床研修指定病院など，研修にかかわるすべての職員に目を通していただき，それぞれの立場からご批判をいただき，さらに改善を加えて日本の臨床研修のあり方のより良い方向性を生み出す礎となることを願って止まない．

平成18年1月

宮城征四郎

索引 INDEX

数字・欧文

数字

12誘導	61
1回拍出量	94
7つのコンセプト	130
Ⅰ型呼吸不全	73
Ⅱ型呼吸不全	72, 73

A〜D

α2受容体	94
A−aDO2	71
ABG	71
ACLS	68
Accreditation Council for Graduate Medical Education	52
ACGME	52
AIDS	114
A群β溶連菌胸膜炎	105
bedside-teaching	126
Cl抵抗性慢性型	74
Cl反応性慢性型	74
common condition	124
common disease	124
complete physical examination	75
CO中毒	73
diaphragmatic dome	67
discharge summary	60
DPB	104

E〜O

ECFMG	122
Faculty Development	40, 145
general specialist	125
generalist	122
global standard medicine	20
Hb酸素飽和度	71, 73
HCO3−	71
jump-education	17
learning issue	91
MD. Ph.Dコース	115
MDコース	115
minimum requirement	32
off duty note	28
off service note	60
on the job training	125
Osborn	97

P〜W

PALS	68
partially treated	63
peer review	34, 35, 51
pH	71
pH異常値	73
problem list	60
professional courtesy	35, 51
progress note	60
SARS	114
slurry sputum	104
Swan-Ganzカテーテル挿入	64
tailoring	90
Tilt test	95
transient pacemaker	69
tutor（家庭教師的存在）	90
USMLE	122
What to learn and How?	145
What to teach and How?	145

和文

あ

アスピリン中毒	72
アニオン・ギャップ	71
アニオン・ギャップ解離型	73
アニリン色素	73
アライアンスネットワーク	41
アルコール中毒	44
アレルギー歴	59
アングロ・アメリカ方式	122
アンビュー・バッグマスク換気法	67
委員会規約	36
医局本位	144
意識障害	18, 72
医師患者関係	30
医師の裁量権	30
医師偏在	146
異常Hb血症	73
異常Hb検査	73
異常発汗	72
一般専門医コース	123
遺伝子工学	114
医道審議会医師臨床部会	15, 129
齲	105
医療過誤	32
医療過疎地	20, 146
医療技術交流拠点	147
医療事故	53
医療従事者数	57
医療の基本	17
医療の質	124
医療不信	14
医療風土	34
医療ミス	147
医療用マネキン	67, 146
医療用民間ヘリシステム	150
インターン	31, 122
インパクトファクター	116
炎症性	69
オールラウンド・プレーヤー	145
悪寒戦慄	18, 96
沖縄県立中部病院プログラム	121

か

海外臨床研修	126
回診法	92
ガイドブック	39
解離性大動脈瘤	105, 124
過換気症候群	72
下級研修医	31
各種ライン	64
各種小委員会	36
学位研究	115
学閥	126
家族構成	59
家族歴	59
画像	65
下腿浮腫	73
肩書き	120

喀血	105	緊急対応	149	高熱	18, 96
合併症	69	緊急内視鏡検査	68	呼吸器症状	104
カテコラミン	94	緊急脳外科手術	124	呼吸困難	105
家庭教師的存在	90	菌血症	68	呼吸数	94
カルテの記載	60	緊張性気胸	95	呼吸不全	72, 73
過労死	53	グラム染色	63	国際化	119
監視役	65	クリニカル・クラークシップ		国際貢献	149
患者の保護	35		14, 15, 121	国際水準	34
患者本位	35, 144	クローン	114	骨盤腔内出血	124
環太平洋	147	グローバルスタンダード	149	コミュニケーション	21
管理者会議	36	経口挿管	68	コミュニケーション・ブロック	
眼底検査	75	経動脈心臓カテーテル挿入	64		89
キーパーソン	59	経皮的心臓ペースメーカー	69	昏睡状態	67
キーポイント	90	外科系	28	コンセプト	131
起炎菌検索	63	外科系専門分科	124		
起炎菌の同定	69	血液培養検査	69	**さ**	
既往歴	59	血液培養法	61		
基幹的病院	123	月経前発作	111	サービス残業	55
基礎医学研究偏重	25, 114, 115	血痰	105	細菌性消化管感染	64
基礎研究指導	115	解熱	68	再呼吸法	72
気管支拡張症	104	ゲノム	114	再生医療	114
気管支胸膜瘻	104	権威主義的	48	最先端医療	21
気管支喘息発作重積状態	72	研究指導者	115	嗄声	105
気管支ファイバー下の挿管	68	研究費獲得	57	酸・塩基平衡	73
気管支ファイバー検査	32	検査中心主義	59	酸素Hb解離曲線	73
気縦隔	105	研修委員会	36, 126	酸素分圧	71
軌道修正	46	研修委員長会議	38	酸素分圧異常	72
奇脈	95	研修医数	57	酸素療法	73
救急医療システム	149	研修医の身分	52	サンドイッチ研修	31
急性期病床数	57	研修医評価	41, 44	三プロジェクト合同講習会	132
急性高二酸化炭素症状	72	研修医本位	134, 144	ジェネラリスト	20, 115, 145
急性呼吸性アルカローシス	72	研修教育環境の構築	134	資格	120
急性病態	93	研修教育費予算	58	時間外労働	52
急性腹症	96	研修効率	54	嗜好	59, 102
急性薬物中毒	72	研修事業	131	四肢の痺れ	72
吸入β交換刺激薬	111	研修指導体制	144	自主研修	55
吸入ステロイド	111	研修集中化	146	自然淘汰	33
救命救急センター	123	研修成果	55	実地臨床	120
救命手技	67	研修費予算	26	膝動脈	96
教育回診	92, 127	研修プロジェクト	121	指導医	17
教育環境	33	研修募集要項便覧	52	指導医講習会	91, 145
教育職	147	現病歴	59	指導医批判	23, 48
教官数	58	コアレクチャー	126	指導医評価	51
胸水	68	後期臨床研修プログラム説明会		指導医評価表案	41
胸痛	105		147	指導方法	65, 92
胸膜生検	66	抗生物質	68	指導補助金	26
協力者	65	抗喘息薬	111	シミュレーション訓練	146
緊急挿管	67	好中球優位	66	使命	144

社会的使命	50	精神的負担感	32	担当医	28, 125
趣意書	131	声帯機能不全	105, 111	単独診療	146
収縮性心外膜炎	95	生命徴候	18, 59	チーフレジデント	31
手技訓練	147	生命徴候の生理学的解釈	92	チーム医療	31, 126
主治医制度	28	生理	111	地域医療	149
主治医の所有物	34	生理学的解釈	18	地域中核病院	123, 124
種痘法	114	脊髄反射	32	長期滞在指導医	123
受療者本位	21	責任の所在	30, 32	調節酸素療法	73
消化管出血	68	積極的酸素療法	73	超専門医	146
硝酸塩	73	前呼吸不全状態	73	直腸診	75
上級研修医	31	穿刺液	66	低体温	96
情緒安定型	21	穿刺手技	66	低拍出性ショック	95
抄読会	126	先手・必勝の医療	18, 100	適応基準	61
招聘米国指導医	122	喘鳴	105	適応能力	89
情報公開	35	喘鳴性呼吸困難	106	適正な医療	34
症例検討会	126	専門医	20, 120	デジタル化	94
初期研修必修化	20	専門医育成方法	146	テタニー症状	72
初期治療	124	専門検査手技	32	天然痘	114
初期臨床研修	14	専門細分化	20	天然痘撲滅世界宣言	114
職業的儀礼	51	全人的アプローチ	59, 75		
職業歴	59	全人的臨床医育成	129	頭軽感	72
ショック	94	相加効果	144	島嶼県	149
新規臨床指定研修病院	130	挿管	67	動・静脈血採血法	61
神経学的所見	75	挿管法	67	到達目標	32
人工呼吸法	67	総合診療研修	146	当直医制度	28
心雑音	68	総合診療部	146	当直手当	52
滲出液	66	総合内科	146	糖尿病性ケトアシドーシス	73
心臓カテーテル検査	32	臓器移植	114	動脈血ガス分析	61, 71
身体所見	18, 59, 75	臓器本位	75	動脈穿刺手技	62
心タンポナーデ	95	相互扶助制度	150	動脈塞栓止血術	124
心電図	61	相乗効果	144	動脈ライン	64
心内挿入法	69	啐啄同時	23	討論主義	127
侵入門戸	69			読影法	65
心嚢液貯留	68	**た**		ドクターヘリ	150
心肺蘇生	67			突発性胸痛	105
心肺蘇生法	68	体位性低血圧	95	塗抹細菌検査	63
心肺停止	67	退院要約	44, 60		
信頼関係	30	代謝性アシドーシス	72	**な**	
スーパーローテーション	89	代償作用	72		
スーパーロー テート	122	大量喀血	68	内科系	28
スキル・ラボ	147	大量肺塞栓症	95	内科系専門分科	124
ストレート研修	91	多血症	73	二酸化炭素分圧	71
ストレス解消法	91	多血症徴候	73	日米医学交流	132
生活保障費	26	縦社会	120	日米大学病院教官数比較	58
生活歴	59	ダボス会議	119	日本の医療社会	46
生検手技	66	短期講師招聘	145	ニトロベンゼン	73
生殖医療	114	短期指導医	123	乳酸性アシドーシス	73
精神的トラウマ	50	短時間労働	52	乳酸蓄積	73

尿毒症	73	ヘリコプター	149	臨床研修指定規準	129
人間的葛藤	54	ベル委員会規則	53	臨床研修のメッカ	150
妊娠	111	偏差値教育	44	臨床研修費	26
認定医	120	ポートフォリオ	39	臨床研修病院群	130
年間担当患者数	29	乏尿	18	臨床研修病院紹介合同セミナー	131
		防災ヘリコプター	149		
は		補助金	26	臨床研修補助金	26
		ホスピタリスト	145	臨床現場の指導	115
敗血症	18			臨床志向	115
肺性心徴候	73	**ま**		臨床指導医	25
肺膿瘍	104			臨床指導管理	48
白血球細胞分画	66	マッチング	89, 130	臨床指導者	115
発展途上国	149	慢性病床数	57	臨床指導能力	27
抜本改革	14	慢性病態	93	臨床的実力	120
羽ばたき振戦	72, 83	ミニレクチャー	93	臨床討論	35
搬送システム	149	身分の保障	52	臨床能力	31
		脈圧	94	臨床真っ黒こげコース	115
ピークフロー	100	群星沖縄	121, 130	レジデント・ワークショップ	145
非炎症性	69	群星ガイドブック	39		
非解離型	73	メーリングリスト	38	漏出液	66
引きこもり	89	メチレンブルー染色	64	労働環境	52
非侵襲的マスク換気法（NPPV）	67	免疫学	114	労働基準法	55
非侵襲的手技	68	面接技法	44	労働者	52
必要最小限検査	60	メンタルケア	90	労働性	22
被爆	65	網状赤血球症	73	論文至上主義	15
評価基準	25, 44, 116	盲目的経鼻挿管	68		
標準医療	34	問診	18, 59	**わ**	
病態生理学的	60				
病理学的解釈	60	**や**		ワクチン接種勧告書	37
病歴聴取	102			私の処方	35
頻呼吸	18, 96	夜間当直医	28	私の治療法	35
フィードバック	75	躍動性動脈拍動	96		
フェナゾピリジン	73	役割分担	31		
腹水	68	屋根瓦方式	29, 32, 127		
複数三交替制	123	優先順位重視	60		
ブランド化	130				
プライマリ・ケア	15, 20	**ら**			
プライマリ・ケアコース	123				
フルマッチ	142	ライン挿入	18		
プロ	119	離島医療支援	123		
プロジェクト群星沖縄	130	離島診療	149		
文献検索	126	理念	144		
分娩数	144	琉球政府立中部病院	122		
平均労働時間	52	良医	144		
米軍基地	150	臨床医育成	128		
米国留学	127	臨床教育費	26		
ヘモグロビン酸素飽和度	71, 73	臨床訓練	75		
		臨床研修委員長会議	131		

著者プロフィール

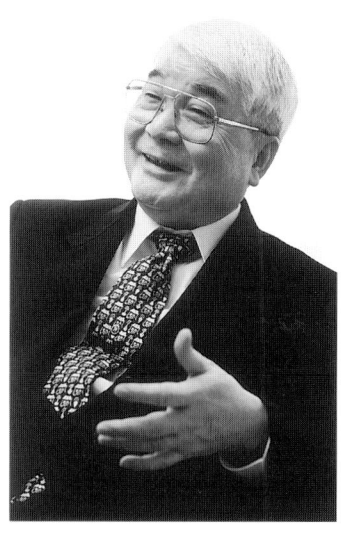

宮城征四郎

略 歴

昭和13年	台湾台北市に生まれる
昭和39年	新潟大学医学部卒業
昭和44年	京都大学大学院医学研究科博士課程修了
昭和45年	WHO FellowとしてCopenhagen大学Rigs Hospitalに学ぶ
昭和49年	Visiting FellowとしてCorolado General HospitalのPetty教授の下で呼吸管理学を学ぶ
昭和47年	沖縄県立中部病院
平成8年～平成15年3月	沖縄県立中部病院 院長

褒 賞

平成16年　日本医学教育賞牛場賞第10号受賞

現 在

病院群プロジェクト群星沖縄臨床研修センター　プロジェクトリーダー兼センター長
日本胸部疾患学会功労会員
日本プライマリケア学会評議員
日本呼吸管理学会功労会員
日本サルコイドーシス学会評議員
厚生労働省 科学研究費補助金医療技術評価総合研究事前評価委員
厚生労働省 医師臨床研修マッチング協議会運営委員
厚生労働省 新人看護職員の臨床実践能力の向上に関する検討会委員

著書・論文

『喘息診療ガイド』宮城征四郎 編集，中外医学社
『呼吸器病レジデント・マニュアル』宮城征四郎 監修，医学書院
『実践内科臨床指針－沖縄県立中部病院－』宮城征四郎 監修，中外医学社
『症例からせまる呼吸器病学』宮城征四郎 他，ライフ・サイエンス
『日本の医療風土への挑戦』宮城征四郎・黒川 清 対談集，医療文化社
その他　論文約270篇

執筆協力

井上徹英（群星沖縄研修委員長会議議長）

尾辻健太（沖縄協同病院小児科・症例収録時2年次研修医）

遠藤和郎（沖縄県立中部病院内科・感染症科医長）

宮里達哉（群星沖縄臨床研修センター事務局長）

本書のご感想をお待ちしております

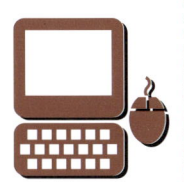

本書のご感想を弊社ホームページで募集しております．
下記URLにアクセスして，ご投稿いただけますと幸いです．

URL：http://www.yodosha.co.jp/kanso/shido.html

※なお，原則ご質問には返答をいたしておりませんので，
あらかじめご了承ください

初期臨床研修指導の実践ガイド
いかに良医を育てるか

2006年 2月 1日　第1刷発行	
2006年 3月30日　第2刷発行	

著　者　　宮城征四郎
発行人　　一戸裕子
発行所　　株式会社　羊　土　社
　　　　　〒101-0052
　　　　　東京都千代田区神田小川町2-5-1
　　　　　神田三和ビル
TEL　　　03(5282)1211
FAX　　　03(5282)1212
E-mail　　eigyo@yodosha.co.jp
URL　　　http://www.yodosha.co.jp/
装幀　　　花村　広
印刷所　　三美印刷株式会社

© Seishiro Miyagi, 2006
ISBN4-7581-0605-3

本書の複写権・複製権・転載権・翻訳権・データベースへの取り込みおよび送信（送信可能化権を含む）・上映権・譲渡権は，(株)羊土社が保有します．

JCLS ＜(株)日本著作出版管理システム委託出版物＞　本書の無断複写は著作権法上での例外を除き禁じられています．複写される場合は，そのつど事前に(株)日本著作出版管理システム（TEL 03-3817-5670，FAX 03-3815-8199）の許諾を得てください．

スーパーローテート 各科研修シリーズ

各科研修のエッセンスがわかる

外科必修マニュアル
外科や整形外科の集術期管理の流れがステップでわかる

編集／森田孝夫
- 定価（本体3,800円＋税）　B5判
- 222頁　ISBN 4-89706-343-4

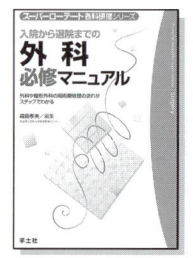

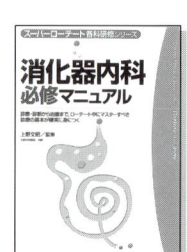

すべての診療科で役立つ
精神科必修ハンドブック
外来や病棟でよく出合う精神症状・疾患への対応

編集／堀川直史、野村総一郎
- 定価（本体3,600円＋税）　B5判
- 206頁　ISBN4-89706-342-6

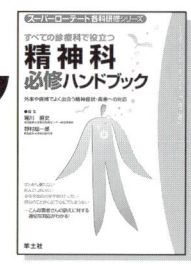

消化器内科必修マニュアル
診察・診断から治療まで，ローテート中にマスターすべき診療の基本が確実に身につく

編集／上野文昭
- 定価（本体3,800円＋税）　B5判
- 252頁　ISBN4-89706-341-8

呼吸器内科必修マニュアル
診察・診断から治療まで，ローテート中にマスターすべき診療の基本が確実に身につく

編集／樫山鉄矢
- 定価（本体3,800円＋税）　B5判
- 238頁　ISBN4-89706-340-X

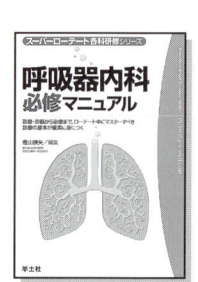

必修化で研修医が"何を""どこまで"学ぶべきかがわかる！

必修化対応
臨床研修マニュアル
「臨床研修の到達目標」に沿って必修項目の対応法を解説

監修／畑尾正彦（日本赤十字武蔵野短期大学）
編集／白浜雅司　津田　司　大滝純司　下　正宗
　　　松村理司　宮本尚彦　青木　誠　箕輪良行
　　　藤崎和彦（編集章順）

- 定価（本体5,600円＋税）
- B5判　334頁
- ISBN4-89706-678-6

- ●「臨床研修の到達目標」（厚生労働省作成）に基づいた章立てだから，研修医に必要なことがわかります！
- ●一目で必修項目の到達度がわかるチェックシート付き！

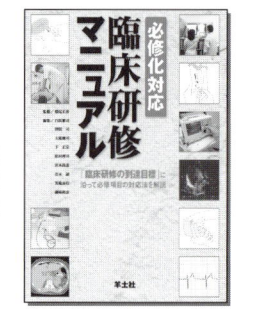

この一冊でPBLがすぐに始められます！

臨床能力をきたえる
ハワイ大学式PBLマニュアル
すべての医師に求められる『問題発見・解決能力』をマスターする厳選症例！

監　修／黒川　清
編集・訳／徳田安春，岸本暢将
編　集／Gordon M. Greene
翻　訳／齋藤中哉，ハワイ大学研修医　他

- 定価（本体3,800円＋税）
- B5判　309頁
- ISBN4-89706-693-X

優れたPBL教育を実践するハワイ大学医学部で，実際に使用されている症例を翻訳！

発行　羊土社

〒101-0052　東京都千代田区神田小川町2-5-1 神田三和ビル
TEL 03(5282)1211　FAX 03(5282)1212
E-mail: eigyo@yodosha.co.jp　URL: http://www.yodosha.co.jp

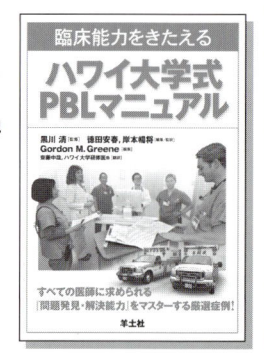

ご注文は最寄りの書店，または小社営業部まで
郵便振替00130-3-38674

Step Beyond Resident
ステップビヨンドレジデント

著／林　寛之（福井県立病院救命救急センター）

レジデントノート誌の大人気連載がついに単行本化！
アップデートされた医学情報と読みやすい"ハヤシ節"で，超多忙な指導医を応援する「研修医指導虎の巻」シリーズ！

① 救急診療のキホン編

救急診療を行うときにまず必要な知識を，エビデンス満載で解説！

救急室での困ったチャンに立ち向かうためにまず知っておくべき技と知識を，エビデンス満載で解説！AHAガイドライン2005についても，徹底解剖！

- 定価（本体 4,300円＋税）
- B5判　244頁
- ISBN4-7581-0606-1

② 救急で必ず出合う疾患編

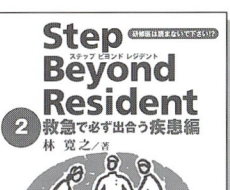

よく出合う疾患にも油断は禁物．そんなときこそ指導医の腕が光る！

市中肺炎，虫垂炎，脳卒中などのよく言われる対応法は本当にエビデンスのあるものなのか？研修医がおかしやすいこんな間違いに注意！など目からウロコの指導医応援本第2弾．

- 定価（本体 4,300円＋税）
- B5判　約230頁
- ISBN4-7581-0607-X

……以下，続刊

正常画像と並べてわかるシリーズ
日常診療ですぐに役立つ！みるみる読影力がつく！

「こんな本が欲しかった！」と誰もが待っていた，病変画像と正常画像を見開きで並べた画期的シリーズ

頭部MRI ここが読影のポイント
土屋一洋，大久保敏之／編
定価（本体 2,600円＋税）　A6判
231頁　ISBN4-89706-683-2

頭部CT ここが読影のポイント
藤原卓哉／著
定価（本体 2,700円＋税）　A6判
208頁　ISBN4-89706-684-0

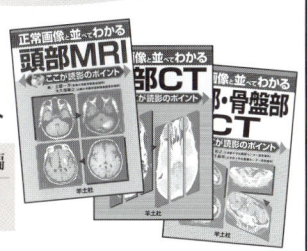

腹部・骨盤部CT ここが読影のポイント
扇 和之，山下晶祥／編
定価（本体 2,800円＋税）　A6判
199頁　ISBN4-89706-696-4

できる！画像診断入門シリーズ

鑑別すべき疾患画像を並べて比較できる！！

頭部画像診断の ここが鑑別ポイント
シリーズ監修／土屋一洋
編集／土屋一洋・大久保敏之

- 定価（本体 4,800円＋税）　B5判
- 263頁　ISBN 4-7581-0768-8

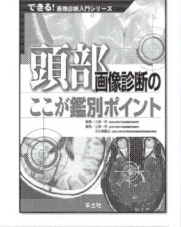

腹部・骨盤部画像診断の ここが鑑別ポイント
編集／桑鶴良平

- 定価（本体 4,800円＋税）　B5判
- 222頁　ISBN 4-7581-0769-6

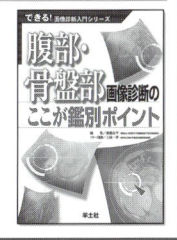

発行　羊土社

〒101-0052 東京都千代田区神田小川町2-5-1 神田三和ビル
TEL 03(5282)1211　FAX 03(5282)1212　郵便振替00130-3-38674
E-mail: eigyo@yodosha.co.jp　URL: http://www.yodosha.co.jp/

ご注文は最寄りの書店，または小社営業部まで

レジデントノート 月刊

プライマリケアと救急を中心とした総合誌

MONTHLY

月刊誌：毎月1日発行
B5判　定価（本体2,000円+税）

先輩医師たちも読んできた，研修医の必読誌！

本誌の特徴
- 医療現場での実践にすぐに役立つ研修医のための雑誌です！
- 臨床研修で最初に必要となるテーマを具体的に丁寧に解説します！

プライマリケアや救急医療を中心として，日常診療での薬の使い方，手技，コミュニケーション，画像診断，後期研修情報など研修医に役立つ情報満載！

卒後臨床研修必修化にも対応した，**ますます充実の内容！**
1年めの方にもすぐに役立つ企画満載です！

研修医指導にもお役立てください

特集内容（一部）

2006年

3月号 (Vol.7-No.12)　ISBN 4-7581-0445-X
身体診察でここまでわかる！
診断に結びつく キラリと光る所見を見逃さない！（松村理司／編）

4月号 (Vol.8-No.1)　ISBN 4-7581-0446-8
ベテラン医師の技に注目！
救急で困る症候への対応法（箕輪良行／編）
よく出合うのに難しい症候にどのように戦うか

知っているようで知らない手技のコツを解説した手技マニュアルのベストセラー！

臨床研修イラストレイテッド 全6巻

>> 研修医になったら…

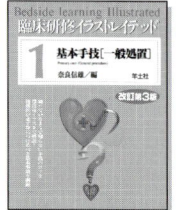

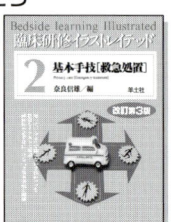

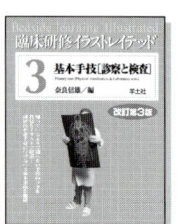

見えないところまで見せるイラストでとことんわかりやすい！

>> 内科研修の際には…

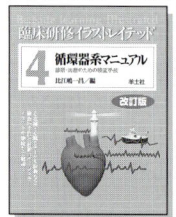

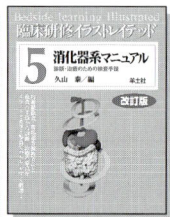

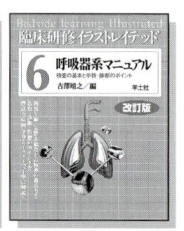

1 基本手技［一般処置］ 改訂第3版
奈良信雄／編　定価（本体4,300円+税）
ISBN4-89706-441-4

2 基本手技［救急処置］ 改訂第3版
奈良信雄／編　定価（本体4,200円+税）
ISBN4-89706-442-2

3 基本手技［診察と検査］ 改訂第3版
奈良信雄／編　定価（本体4,700円+税）
ISBN4-89706-443-0

4 循環器系マニュアル 改訂版
診断・治療のための検査手技
比江嶋一昌／編　定価（本体5,400円+税）
ISBN4-89706-444-9

5 消化器系マニュアル 改訂版
久山 泰／編　定価（本体5,400円+税）
ISBN4-89706-445-7

6 呼吸器系マニュアル 改訂版
吉澤靖之／編　定価（本体5,400円+税）
ISBN4-89706-446-5

発行　**羊土社**

〒101-0052
東京都千代田区神田小川町2-5-1 神田三和ビル
TEL 03(5282)1211
FAX 03(5282)1212
E-mail: eigyo@yodosha.co.jp
URL: http://www.yodosha.co.jp/
郵便振替00130-3-38674

ご注文は最寄りの書店，または小社営業部まで